整形 **美容** 科普系列丛书

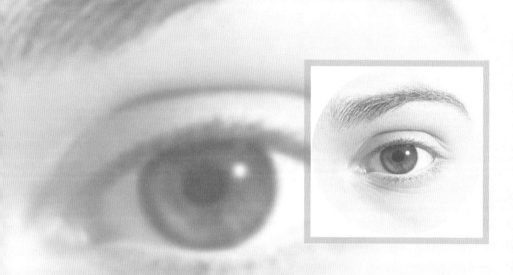

眼部整形
必须知道的99个问题

主　编　刘天一

编写者（按姓氏笔画排序）

卢勇舟　刘天一　朱晶晶　毕　波　纪丽娜

杨　平　杨清建　陈　亮　周轶群　秦登科

贾传龙　钱郭嫔　郭　好

绘　图　卢佳士

复旦大学 出版社

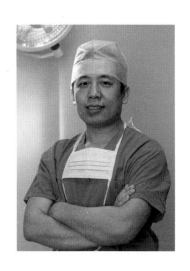

主编简介

刘天一，复旦大学附属华东医院整形美容科主任，主任医师，教授，硕士生导师，医学博士，美国哈佛大学、德国弗莱堡大学及日本东京大学整形外科访问教授。"上海市卫生系统跨世纪百名优秀学科带头人"，复旦大学皮肤再生医学研究所副所长，曾先后主持及参加国家自然科学基金、国家重点基础研究发展计划（"973"计划）、国家高技术研究发展计划（"863"计划）、上海市科委"重中之重"重点学科资助项目，以及上海市卫生局项目等10余项科研项目。发表SCI收录论文20余篇，国内核心期刊论文80余篇，获国家专利30余项。兼任中华医学会医学美学美容分会青年委员、中国医师协会美容整形医师分会眼整形专业委员、中国整形美容协会鼻整形分会常务委员、中国整形美容协会瘢痕医学分会委员、中国研究型医院整形美容分会委员、中国修复重建外科学会委员、海峡两岸医药卫生交流协会海西乳腺微创美容外科专家委员会委员、上海市医学美学美容分会委员、上海市中西医结合学会美容医学分会委员。获得"2015新氧亚太区最受欢迎公立医院胸部整形医师奖"、"2016新氧亚太区最受欢迎胸部整形医师奖"、

"2016第13届中华医学美学美容中青年医师论坛二等奖"、"上海市康复医学科技奖二等奖",以及"上海市医务工会科技创新发明之星"等荣誉称号,多次参加国际学术会议并作大会发言,带教研究生先后获得"国家奖学金"及"上海市优秀毕业生"等荣誉。

刘天一主任洞悉各种手术方法的优缺点并结合求美者的不同诉求和外貌特点制订个性化方案,获得求美者广泛好评,成为"好大夫"、"新氧"等著名医学网站的首推专家。他擅长各种美容手术,尤其以眼整形、乳房整形、鼻整形,以及注射微整形和脂肪移植四大体系为主要特色。对微创双眼皮、上眼皮肤松弛下垂、失败双眼皮修复有独到见解,无痕眼袋切除术具有独创的经验和技巧,满意率高达100%。主张个体化鼻整形,通过对鼻软骨重排加硅胶或膨体等假体植入,或者选取自体肋软骨,综合进行鼻尖和鼻体整形,可以有效塑造立体清晰的鼻轮廓。擅长双平面内镜隆胸、乳房再造、巨乳整形、乳房上提。他做的乳房美容手术一直位于"新氧"APP胸部项目最受欢迎的位置。同时,对全身吸脂减肥、高成活率的自体脂肪干细胞移植、各种注射材料的综合应用,以及各种面部年轻化手术也具有丰富的临床经验。

在整形外科方面,以显微外科器官再造和组织缺损修复为特长,手术风格追求精益求精,细腻干净。在皮肤软组织缺损及眼、耳、鼻、唇、手等修复重建方面具有很深造诣,擅长皮肤恶性肿瘤大面积切除后的组织修复、乳房的整形美容修复、面部皮肤提紧,同时对下颌角肥大、颧骨肥大、颏截骨成形术、唇腭裂及唇裂二期鼻畸形整复有深入研究。

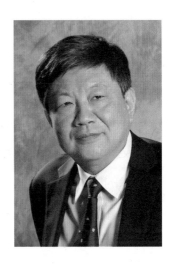

序 一

在解决温饱问题、基本富裕问题以后,人们对自身关注的焦点已经开始集中到如何让自己获得更好的形象,如何维持年轻的状态。年轻美丽的外表有利于提高与人交往时的自信心,扩大社交的圈子,更好地体现自身的社会价值。

虽然化妆、皮肤保养等生活美容在很长一段时间内是人们获得美丽的主要手段。但是,随着整形美容外科学的进步、美容医疗手段的多样化、国际交流程度日益扩大,尤其是新材料和新仪器的开发和应用,人们已经不再满足于原来有限的改变,越来越多的人会选择通过手术等方式进行医学美容,甚至有很多人出国进行美容手术,通过一个安全有效的方式获得美丽年轻的容颜好像已经成为"唾手可得"的事情。

然而,医学美容手术毕竟是医疗行为,整形美容手术的风险是客观存在的。即便是小到注射肉毒素、激光点痣等微小损伤的操作，都有一定程度的并发症发生率，更不要说是大型的整形手术。详细了解各种手术的基本原理和方法，以及手术前后注意事项、可能的并发症等各方面的基本知识，无疑更有利于医生和患者共同参与手术治疗，也更有利于保证手术的成功率。

基于此目的，刘天一主任及其团队按着不同的美容整形项目，分门别类地归纳总结了求美者最感兴趣的问题，让求美者对手术设计、手术的基本方法和特点、手术后护理知识等方面有一个相对全面的、理性的认识，找到最适合自己的变美方式，在变美的同时又不失个性。本套丛书语言浅显易懂，图文并茂，提纲挈领，易于阅读。相信求美者或者初入整形领域的年轻医生在仔细阅读后一定能够得到对美容整形更深入的认识。

因此，我热情地向你们推荐这套精美的著作！

曹谊林

国家"973"首席科学家

"长江学者"特聘教授

国家组织工程中心主任

中国医学科学院北京整形外科医院院长

上海交通大学医学院附属第九人民医院副院长、整形外科主任

序 二

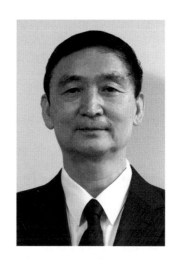

　　人类对美的追求是社会进步的象征。

　　但什么是美？什么是美的标准？美的意义何在？用什么方法实现美？这一系列问题，亟需有识之士正面引导、宣传、普及和教育。刘天一主任以一个教授、博士学者的身份，化繁为简、深入浅出、用朴素浅显的语言将纷繁复杂的美学和医疗美容科学技术以系列丛书的形式答疑解惑，将身体各部位和注射微整形等美容问题细分详解，告诉求美者，善莫大焉，这将在整形美容领域抹下浓重的一笔。

　　美具有无穷的魅力和价值。美对一个人、一个民族、一个国家的精神作用是无可估量的。客观地说，医疗美容历史并不太长，纯属为美而做的真正意义上的医学美容，直到110多年前才问世。这和人类飞机上天的历史时间差不多，比原子弹发明早一点点。始于西方的20世纪初叶的医疗美容获得极大的人文动力，她传播、扩散、滚动发展于整个世界，无论在西方和东方，在大洋的东岸还是西岸，医疗美容迅速走进百姓的生活里。特别是20世纪90年代后，全球每年医疗美容的人数以两位数的级别增加，在中国更是成倍增长。显而易见，在全社会的美容浪潮中，出现一些偏见和杂音是正常的。此时需要的是顺应医疗美容的发展趋势，释怀误解，准确宣传医疗美容，让美的真谛、美的科学进入并根植百姓心中。刘天一主任和他的团队当此之时，自觉担当起医疗美容科普的重任，系统地传播医疗美容知识，实在是难能可贵。

自然是美的，人类是美的。人类美的个体差异时空造就了五彩斑斓的社会。但是，青春更美、更靓丽、更充满朝气。医疗美容就是在一定程度上追求青春的美，完善青春的美，为青春的美锦上添花，返老还童，延缓衰老，延缓健康生命意义上的青春美。但医学美的标准是有争论的。笔者认为，医学美定义实质是线条流畅、几何图形规律、比例适当、色彩匹配与神态和善的总和。美善和丑恶是相对的，没有绝对的美。对于每一个爱美之男女，如何定义自身美，明确要改变什么，明确要达到一个什么样美的程度是重要的。当你经过一个医学美的过程，再塑的结果显现在镜子里的时候，你是否满意呢？如何评价？实践中，这方面的争论是较多的。

认知不一，求美者审美标准不确定，对手术后恢复过程认识不足，常易产生迷茫和困惑的心理。这套科普系列丛书，会给这些求美者一些启迪和帮助。

　　普及美学教育，也要研究对美的结果评价。对美的评价是一个医学、美学和哲学问题，史上研究很多。一般地说，对美的评价大致分为3个层次：个人的主观评价、群体的综合评价、社会的综合客观评价。个人的表达意见基本上是主观的，个人喜好，偏差较大，但又必须充分尊重。一个人对美的需求认识必须美容前后一致，想象一致。群体的表达往往是医疗机构集体的意见，具有很大的客观性和普遍性，常是行业的标准。社会评价，如历史上对西施、杨贵妃、王昭君等美女名人的认可，是社会性长期形成的公认意见，带有一定的艺术想象性。所以，对美的个人评价必须进行引导和普及，让每个求美者明白，美的追求目的必须明确，使用的医学方法必须可行。医疗美容是一个生物活体的修复过程，需要时间，个体的基础和差异使美容的结果有明显的不同。各种明星和代言人美化后的形象与实际容颜差距甚大，不可轻信，更难以作为范例崇拜和模仿。"美如画中人"只是一种美妙的幻想，医疗美容不是万能的，只是锦上添花，也是有限度的，也可能有副作用。现实中，不实、夸大、虚幻宣传也时有发生，一定要学会鉴别，尊重科学。美首先是安全、健康，然后才是锦上添花。美没有什么捷径，求美者与美容医护工作人员应共同携手，创建一个和谐的美容市场。

这套系列科普丛书不仅是一个美容科学知识的宝库，也给求美者一把尺子，明确美与美容的标准，还能帮助求美者鉴别真伪，探讨美容的正确方法和途径。

应作者之邀，写了以上的话，权作对此系列科普著作问世的衷心祝贺。

朱志祥

深圳源美医疗美容门诊部院长

教授

前 言

　　在每天繁忙的美容咨询过程中，求美者提出的问题可谓五花八门，但是归纳起来无外乎有几部分："该不该做？""该怎么做？""该如何保证安全？"等等。我在详细回答这些问题的时候，头脑中时常会蹦出一个想法：应该编撰一本详细而全面的美容科普读物，里面包括了所有求美者感兴趣的问题，在仔细阅读后就会对整形美容具备一个正确的认识，避免误入歧途，酿成苦果。这就是我牵头编写这部系列书籍的出发点。所幸，在许多老师、朋友和求美者的帮助下，经过所有编写者的辛勤努力，这部著作付梓成书。

　　近年来，最直接和有效解决人体美的学科——整形美容外科，得到了飞跃式的发展。"韩式美容""人造美女""磨骨""肉毒素""瘦脸""微整形"这些都已经成为热词而广为传播，人们对美容整形的态度从20年前的排斥歧视到现在分享整容经验，已经有了根本性的转变。相信不久的将来，人们呼朋引伴共同去整容的做法也会蔚然成风。但是，我们一定要清醒地意识到，作为医学三级学科，整形美容的产生、发展、治疗原则、方法、术后处理等各个方面，都是依照医学发展的模式而进行的。如果忽视这些基础，盲目地追求市场化和利益最大化，过分地夸大效果或有意隐讳并发症，必将使学科发展偏离轨道，对求美者造成不良的后果。我们也必须承认，美容外科来源于整形外科，而整形外科作为一个交叉性的边缘学科，它与烧伤外科、眼科、耳鼻咽喉科、皮肤科、普外科、泌尿外科等学科都有非常紧密的联系。经过两次世界大战的阶段以后，整形外科开始逐步完善和壮大。近30年来，美容外科在整形外科领域内取得了更快的发展速度，明白了这些逻辑关系，有利于我们梳理和理解美容外科的学科地位和特点，明确美容外科确实属于医学的一个分支学科，更有利于我们正确选择美容的方法和了解其中的风险。

同任何其他医学学科一样，美容外科有自己的选择标准、治疗原则、手术特点、注意事项、手术风险等等。作为一个美容外科医生，不但自己要通过刻苦学习、努力钻研以熟悉这些内容，掌握高超的技术本领来完成手术操作。而且，还要广泛传播正确的求美方式，帮助求美者树立正确的美容动机和审美标准。在日常临床工作中，我们见到了太多求美者，他们的要求或者严重脱离实际，或者缺乏基本的美学鉴赏力，或者对自身没有客观的认识，人云亦云，或者特别执拗于自己的所谓美学参数，还有非常多的求美者盲目相信广告吹嘘的效果。由此他们都选择或者接受了不恰当的，或者反复多次的不良手术，造成并不完美的效果，有的甚至造成"毁容"。从这个意义上来说，为了学科的健康发展，为了广大求美者真正能够享受到"美容"所带来的快乐愉悦和自我满足，医学工作者做好科普宣教的工作义不容辞！

在我近20年整形美容外科从业的过程中，随着技术的提高、案例的增多，对美的认识也不断深入，越来越感觉自然的、合适的、个性化的、符合自己气质的、形神合一的术后效果才是最美的。为了达到这个目的，医生固然会精雕细琢、精益求精，而求美者亦应清晰认识每种美容手术的优缺点、预期的理想效果，以及手术前后的注意事项，并且要密切配合医生，这样才能够最大限度地保证美容治疗的成功率。相信您仔细阅读本书后，能够在这方面获取相关的知识。

感谢在本书撰写和出版过程中给予大力帮助的所有朋友，尤其感谢曹谊林教授和朱志祥教授百忙之中仔细阅读书稿，甄别校正错误，并亲自为本书作序。

由于科普书籍编写的经验和能力有限，书中难免存在欠缺和不足，敬请各位亲爱的读者给予批评和指正！

刘天一

2017年2月

目　录

第一章　手术之前必须知道的问题

第二章　上眼皮整形必须知道的问题

第三章　下眼皮整形必须知道的问题

第五章　眼部整形其他问题

01

第一章

手术之前必须知道的问题

- ◎ 术前如何选择合适的医生
- ◎ 做手术前要问医生哪些问题
- ◎ 我的眼睛想变成什么样，就能变成什么样吗
- ◎ 我能不能做成和某某明星一样的眼睛
- ◎ 男生可以做眼部整形手术吗？效果好吗
- ◎ 我有糖尿病、高血压可以做眼部整形吗
- ◎ 青光眼、白内障、甲状腺眼病等眼部疾病可以
  做眼部美容手术吗
- ◎ 近视眼手术后能做眼部整形吗
- ◎ 我有抑郁症病史，现在好了可以手术吗
- ◎ 皮肤过敏影响手术效果吗
- ◎ 我是瘢痕体质，适合做眼部手术吗

- ◎ 如果眼部整形做得不满意还可以修复吗
- ◎ 手术受不受年龄的限制，未成年人可以做吗
- ◎ 我在备孕中，可以做眼部整形吗
- ◎ 什么季节适合做眼部整形
- ◎ 在月经期能不能做手术
- ◎ 手术前要做哪些检查
- ◎ 手术前哪些药不能吃
- ◎ 做手术需要有人陪同吗
- ◎ 手术前可以吃饭吗
- ◎ 手术前应如何清洁皮肤
- ◎ 手术当天可以化妆吗
- ◎ 手术当天能戴隐形眼镜吗

01 术前如何选择合适的医生

　　医院设备条件的差异、医生水平的好坏，都与手术成功率密切相关。为了获得良好的手术效果，一定要去正规医院找靠谱的医生；面诊时和医生仔细充分地沟通，坦白表述自己的想法和要求，使医生的审美和自己的要求一致。在充分了解和信任的基础上进行手术，才能达到趋于完美的效果。那么，如何才能快捷地找到一个"靠谱"的医生呢？以下几点具有重要参考价值。

　　医生工作经历：是国家三级甲等医院还是普通中型、小型医院，还是较小的美容诊所。大型医院在日常临床医疗工作中会处理各种疑难杂症、应付意外情况，所以医生的知识储备和经验可能更丰富。

　　医生出国及进修经历：在国际著名医学机构访问学习，或是在国内大型整形外科机构进修学习，这些经历可能使得医生具有更高的眼界和更广阔的视野。

　　医生的专业特色和主要研究方向：如有可能可以看一下

已做过治疗的案例，现代医学分科分专业越来越详细，医生往往对某一个领域有较深刻的研究。因此，寻找专业医生是一个很好的方法。

医生的学历：是博士、硕士、本科，还是大专，甚至中专学历。虽然学历和水平不一定完全成正比，但是一般来说学习时间越长，研究越深入，医生的视野和知识面也会越广阔。

医生的职称：主任医师、副主任医师、主治医师，还是住院医师。一般来说，国家对于职称的评审有严格的要求，副主任医师以上的专家医生，不但能够熟练完成常规手术，还必须能够解决疑难杂症。所以，经验和医疗技术都相对比较好。

医生毕业的院校：是著名的院校，还是普通的院校。一般来说，名校培养的医学生可能各方面的素质都不会太差。

医生发表的学术论文：在国际上，还是在国内发表多少专业学术论文或者专利。这说明医生的创新和总结能力，以及医生对疾病认识有深度。

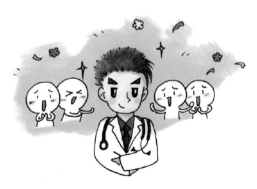

口碑：如果有条件，最好通过客观途径或者口碑，而不是广告，了解一下由该医生做过治疗者的口碑或者反馈。如果朋友在医生那里做过手术，那么其评价当然很重要。

02 做手术前要问医生哪些问题

一般手术前需要了解的问题

自己要做的手术有哪几种手术方案？

针对自身条件，哪种方案最适合自己？

手术的过程是怎样的？

手术采用哪种麻醉方式？

手术切口在哪里，会留瘢痕吗？

手术的时间有多长？

手术的风险和并发症有哪些？

手术前后该注意哪些事项？

手术后可能出现哪些症状，该如何应对？

手术后的恢复期有多长，什么时候可以完全恢复到自然状态？

手术效果有缺憾时怎样补救？

手术费用是多少？

总之，问询时尽可能具体详细，只要自己能够想到的，想要了解的知识都可以来问。有时既是小问题，也可能是关键问题。最怕一知半解，或者对很多问题"想当然"。例如，在全身麻醉前一天要求患者不要吃饭、喝水。有一个患者喝了果汁，导致第二天无法进行麻醉。问她事先要求不要喝水，为什么还要违反规定。她居然振振有词地说只告诉不能"喝水"，没有告诉她不能喝"果汁"。在她的意识中，果汁不属于水。所以，手术前一定要不厌其烦，与医生彻底沟通清楚。

03 我的眼睛想变成什么样，就能变成什么样吗

一般来说，符合自己的美才是整形的目标。这里包括两点：①整形后的样子要符合自己眼睛解剖的条件，比如东方人的眼睛就不适合做成欧式双眼皮；②整形后的眼睛应和五官保持和谐，单独看眼睛漂亮，如果和其他器官如鼻子、嘴巴、耳朵都不配也是不美的。因此，在做眼部整形前，一定要先对自己的眼部有一个全面的了解，如有哪些优点，有哪些缺点，希望变成什么样子。然后，经过和医生的充分沟通，最终做出合适的整形方案。也就是说，有些情况能够变成你想要的样子，有些情况不能完全变成你想要的样子。

5

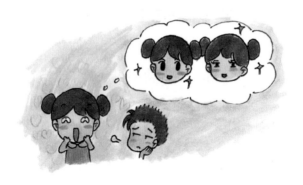

04 我能不能做成和某某明星一样的眼睛

　　拥有美丽灵动的双眼是美的象征，每个人的眼睛基础和面部条件都存在差异。好看的双眼皮术后应该是自然的，看不出人工雕琢的瘢痕，而不应该刻意地追求想要做成哪个明星的眼睛。而且，完全整容成另一个人的样子几乎是不可能实现的。因为每个人的骨骼结构、面部比例、基因都会共同影响一个人的容貌。每个人都有自己的特征，有适合自己整体和谐要求的五官，盲目照搬明星的某个部位，或者就想通过整形变成谁是没有意义的。相信适合自己的才是最好看的。同时，一味模仿出来的效果一旦与自己期望的差距太大，容易造成心理落差。

在保证医生技术的基础上，求美者应针对自己的眼型、面部五官比例及整体气质，与医生沟通后选择适合自己的双眼皮整形方案。

05 男生可以做眼部整形手术吗？效果好吗

当然可以做。双眼皮、内眼角开大及去除眼袋术等眼部手术同样适用于男生。只是由于性别特点和审美差异，男生和女生喜欢的眼睛形状、宽窄都会不大相同。一般太宽的双眼皮不适合男生。如果有喜欢的眼型及职业等特殊要求，建议术前一定要和医生充分沟通，并且对于术后可能达到的效果、手术过程及后期恢复时间具有良好的认知，以利于获得较满意的效果。

06 我有糖尿病、高血压可以做眼部整形吗

可以做眼整形。但是血糖要稳定控制在7~8mmol/L，

血压要控制稳定在正常状态就可以。眼部整形属于局部小手术。说小，是这个手术涉及的范围小。但是，这毕竟是一个手术。一旦切开了皮肤，和其他手术一样的所有风险都有可能发生，因此同样需要引起重视。如果血糖高了，会影响伤口的愈合；血压高的状态，一个小血管的出血就有可能引起较多出血，造成手术时间延长，手术后恢复消肿的时间也会延长。这些都会影响手术效果。不过，如果经过治疗，血糖和血压控制好了，还是可以进行手术的，这和其他手术所遵循的原则是一样的。

虽然有糖尿病等基础疾病，也可以在病情控制的情况下进行眼部整形。

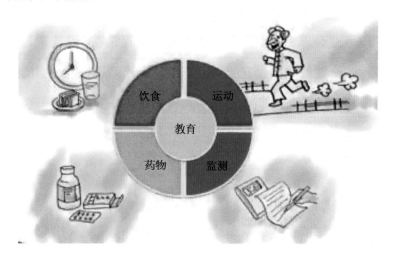

07 青光眼、白内障、甲状腺眼病等眼部疾病可以做眼部美容手术吗

首先建议到正规医院眼科就诊治疗相关的眼病，如果是发作期均不能手术，因为眼部手术后眼部及周围皮肤都会肿胀，包扎时可能压迫眼球等，都有可能影响和加重眼部疾病，特别是青光眼和甲状腺眼病的患者。以前就曾发生过青光眼病的患者在进行眼部美容手术时未告知医生病情，手术后导致失明的情况，出现这样的结果是病人和医生都不愿意看到的。不过，若眼部疾病治愈或者病情控制平稳，经眼科医生会诊同意，还是可以进行双眼皮或去除眼袋等美容手术的。

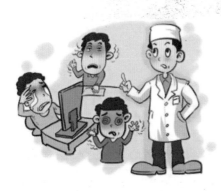
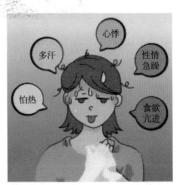

08 近视眼手术后能做眼部整形吗

近视眼手术3个月以后，经正规医院眼科专家会诊同意，可以进行眼部整形手术。

手术操作只是在眼睑皮肤上面，一般不会影响到眼球等眼内组织。但是，手术肿胀期的眼睑及结膜组织都会肿胀，这会影响局部血流及淋巴循环，影响到近视眼手术的效果。所以，手术前一定请眼科医生门诊检查，确定近视眼术后愈合良好，准予进行其他眼外手术后，再作眼部整形计划。

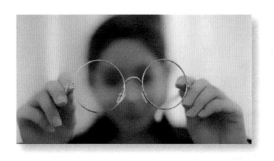

09 我有抑郁症病史，现在好了可以手术吗

对于轻度抑郁症患者，经药物或者心理治疗一般是可以痊愈的，等生活、心理恢复正常状态时，通过专科医生的综合评估，是可以接受整形美容手术的，但是务必有家人陪同

和支持。对于中、重度抑郁及其他症状反复的精神障碍患者，需要精神科长期的药物治疗，即使病情平稳，一般也不建议进行美容整形手术。

⑩ 皮肤过敏影响手术效果吗

皮肤过敏状态时，整个身体的免疫系统都会处于高敏状态。眼周的皮肤属于全身皮肤的一部分，同样可能对手术中的药物及缝线等产生相关的过敏反应，造成手术后眼周皮肤红肿。而且，这种红肿会和手术后正常的手术区域肿胀症状混淆在一起，造成手术后眼周皮肤肿胀的时间特别长，影响手术的恢复和长期效果，所以在过敏的急性期不宜进行手术操作。一定要请皮肤科医生进行相关的对症治疗，待过敏症状消失1周后，再考虑预约整形美容手术。

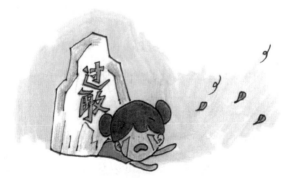

⑪ 我是瘢痕体质，适合做眼部手术吗

判断一个人是否为瘢痕体质，一般根据以下 3 种情况：瘢痕的性质、形成的原因、瘢痕所在的部位。如果身上出现瘢痕疙瘩，则为瘢痕体质。如果出现增生性瘢痕，则根据其形成原因来判定：经过外科医生仔细缝合、没有发生感染、一期愈合的伤口，后期形成增生性瘢痕，可判定为瘢痕体质。如果受伤后伤口未经过医生缝合，或者虽然进行了缝合，但后期发生了化脓、感染，在伤口愈合后形成增生性瘢痕；或者烧伤后经过换药愈合的伤口，在愈合后出现增生性瘢痕，这些情况都不能肯定为瘢痕体质。

瘢痕的发生有其好发部位，同时与所做手术的性质有关。由于眼部皮肤比较薄，而且血液供应要比其他部位的皮肤丰富得多，手术后一般瘢痕都不明显。切开法双眼皮、外切眼袋及切眉手术后切口充血时间会延长，甚至会出现轻度增生，但随着时间的推移，基本上只留一条细细的印子，不会很明显；采用埋线法或三点微创法做双眼皮手术，如不发生感染，术后恢复好，其瘢痕几乎看不到；内切做眼袋手术，由于切口只经过黏膜而不会形成瘢痕，因此可以放心去做。

即使是身体的其他部位有明显的瘢痕，也可以根据情况判断后确定是否能做眼部整形手术。在我们的经验看来，大多数的瘢痕体质都是误判，因此，绝大多数的人都可以做眼部整形手术。

12 如果眼部整形做得不满意还可以修复吗

非手术整形即微整形只要是在规定疗程期间治疗，都可以重复进行；而手术类项目，由于身体对每类手术都有一个承受限度，所以不能无限度地反复去做。眼部反复手术会对眼周围组织产生破坏并使其变得极度脆弱，而且瘢痕明显。因此，除非确定再次手术的效果会比原来好，反复进行眼周手术需要非常慎重。

但是，如果确实需要修复，也完全可以作相应的调整。一般来说，修复手术要在前一次手术完全恢复后才可以进行，通常是半年以后，根据再次手术的方案、恢复后的眼周情况来确定手术时机。

⑬ 手术受不受年龄的限制，未成年人可以做吗

我们判断一个个体是否适合进行手术的时候，主要的依据是健康状况，以及对眼部审美的要求变化，而非年龄。通常来说，年轻人做双眼皮、先天性上睑下垂以及先天性眼袋手术的较多，年纪大些的以做上眼睑松弛矫正、外切眼袋的手术较多。未成年人在监护人的陪同下也是可以进行手术的。但是需要注意的是，青少年还处于发育期，身体器官和面部形态都在不断地变化中，如果过早做眼整形，很有可能等身体发育完成后，其眼部的情况和预期的审美效果完全不同，造成失落感。因此，建议尽量在身体发育完成后再做眼部美容手术。

⑭ 我在备孕中，可以做眼部整形吗

备孕期间确实是一个十分微妙的时机，但也不是绝对不可以做眼部整形。如确定怀孕3个月内，由于这个时期身体对轻微的刺激都比较敏感，甚至是拔牙这些小的操作都可能

引起早期流产，因此不建议做眼部整形。如确定还没有怀孕，那当然可以手术。如不确定是否怀孕，不建议手术。毕竟，眼部整形是一个可以选择的手术，不是非做不可，不急在一时。而且，如果有意外怀孕的情况自己不知道，由于身体的抵抗力下降，手术后可能会有严重感染发生，甚至有一些平时是与身体与平共处的细菌也会造成感染，那就得不偿失了。

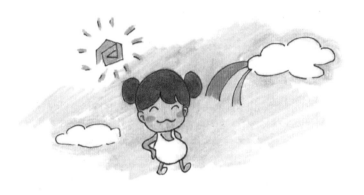

⑮ 什么季节适合做眼部整形

以往人们常说，夏天容易出汗，伤口会感染，不能做手术；冬天天气太冷，伤口会长得慢，不能做手术。确实，在以前空调没有全面进入人们生活的时候，冬夏两季对手术后的恢复非常不利。现在生活条件好了，很多地方都可以用空调把气温保持在26℃左右，这样的地区常年都适合做眼部整形。否则，在一些条件还不成熟的地区，仍然是春秋两季较适合做眼部整形手术。

16 在月经期能不能做手术

要根据具体情况分析，在生理期由于受多种内分泌激素的影响，身体的各个系统也悄然地起着一系列变化，诸如情绪波动、血管脆性增加、出凝血时间延长、机体抵抗力降低等。由于内分泌的失衡，机体对病原菌的抵抗能力明显低于正常人，因此容易导致感染。另一方面，生理期体内的血液会处于不易凝固的状态。因此，一旦出现血管破裂(如手术损伤)，哪怕是比较小的血管破裂，也会导致较多出血。严格来说，生理期开始之前1周身体的变化就开始了，这个时间开

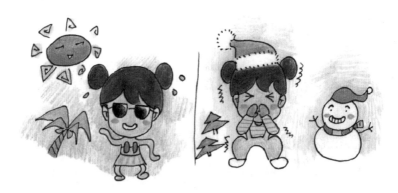

始到生理期结束都不建议做大型手术。而对于双眼皮开眼角这样的小手术，如果血常规等检查确认结果良好是可以进行手术的。

⑰ 手术前要做哪些检查

对于局麻手术，手术前进行一般的抽血化验就可以，包括血常规、凝血功能、术前感染指标的检查，排除不能做手术的情况。对于一些需要全麻的手术，手术前的检查就更多了，包括血型、生化检查、电解质、心电图、心动超声、腹部Ｂ超、肺功能等。如果眼部有过特殊疾病、外伤的，需要去眼科检查一下，进一步排除不能做整形的问题。

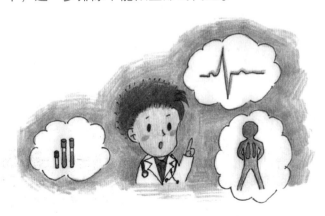

18 手术前哪些药不能吃

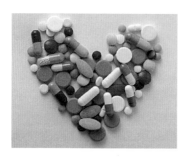

术前1周需停止服用活血药物和抗凝药物等（如阿司匹林、华法林、阿胶等药物或补品，以及活血化瘀的中药），因为这些药物可以影响身体的凝血功能，导致术中出血、术后血肿的发生。如果有高血压或者糖尿病的病史，可照常服用相关的降压或者降糖药物，确保血压、血糖在术前和术后都保持在正常范围，以减少术后出血、感染及愈合不佳等并发症的发生。

19 做手术需要有人陪同吗

眼部手术后24小时内一般是需要纱布绑带蒙住眼睛的，这样可以让眼睛充分的休息，也可以压迫止血，避免术后血肿的发生，让眼部能更快

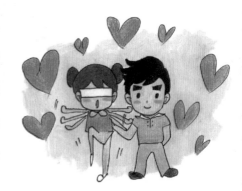

地消肿与恢复。因此，这一天就需要有人陪同护送回家，并照顾其饮食起居及日常活动。如果实在没有人陪同，在医院可以办理住院，术后有专人陪送，在病房可以请护工照顾。对于未满18周岁的未成年人，做手术必须要有一位成年的监护人陪同，签署手术知情同意书。

㉚ 手术前可以吃饭吗

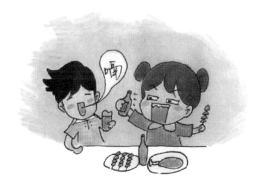

局麻 眼部整形手术大多在局麻下进行，因此手术前可以吃饭。而且，适当吃些东西还可以避免头晕不适等低血糖反应，但要注意不能吃得太饱。

全麻 对于少数需要全麻的手术来说，术前12小时应该禁止饮食，4小时前开始禁水。一般于术前1日晚上8点后开始禁食，可于睡前饮250~500 ml白开水或糖水，但千万不可再食用其他任何高营养饮料或固体食物。需要特别注意的是，奶类也属于固体食物，不可饮。当日若为第一台手术，早晨起床后不要喝水和吃任何食物；若为接台手术，于术前6小时以前可饮少量白开水或糖水。

21 手术前应如何清洁皮肤

手术前一天应该洗头、洗澡。因为皮肤表面都存在一些细菌，在身体抵抗力弱的时候，细菌引起感染的风险就大，因此手术前对手术范围的皮肤和毛发作一般的清洗，尽量减

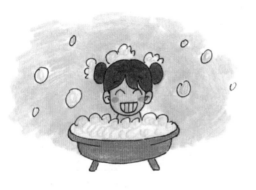

少细菌的数量，防止手术后局部皮肤的抵抗力减弱，造成伤口感染。另外，为预防感染，手术到拆线后一天，在此期间都不建议洗澡。对于爱清洁的人来说，手术前一天是很有必要清洗的。

22 手术当天可以化妆吗

手术前不能化妆。来手术前要保持素颜，尤其是眼部不能化妆，不能贴假睫毛。因为我们手术前要对整个面部进行彻底消毒，以保证手术是相对无菌操作。如果眼部化妆明显，

消毒可能不彻底,手术后伤口感染的风险就增大。另外,如果1个月内进行过黏接睫毛的也尽量避免手术,以免引起术后眼内不适。我们曾有过一例黏接假睫毛后1周手术的患者,消毒后有一些假睫毛掉进眼里,手术后眼睛就红肿发炎,幸好处理及时,没有造成更大的后果。还有,手术前经常贴双眼皮贴的患者要注意,术前1周就应停止贴双眼皮贴。否则,手术时皮肤很薄,容易穿破,而且手术后皮肤也会比较敏感,红肿消退的时间会延长。

> 准备眼部手术时,为了一个长久的美丽,尽量让眼周的皮肤多休息,少化妆、不化妆,特别是手术当天。

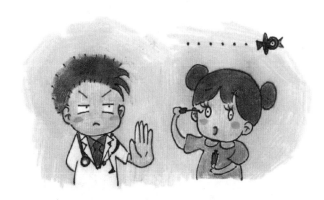

㉓ 手术当天能戴隐形眼镜吗

不能。 隐形眼镜又称为角膜接触镜，顾名思义，就是接触角膜的眼镜。这样，问题就来了，平时如果脱戴隐形眼镜不注意，也可能造成对角膜的摩擦，进而引起角膜炎等疾病。如果进行眼部手术，比平时会更多频率地翻动眼皮。如果戴着隐形眼镜，翻动眼皮的时候，难免会碰到隐形眼镜片，让其有轻微的移动，造成镜片和角膜的摩擦，如果擦伤角膜，就可能有明显的疼痛等炎症情况。另外，多数眼周整形手术后都会把眼睛完全包扎24小时，如果戴着隐形眼镜，同样有角膜损伤的风险。因此，手术前请务必取下隐形眼镜。至于手术之后，一般在术后1个月左右就可以佩戴隐形眼镜了。

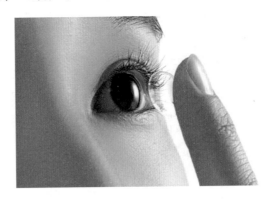

02

第二章

上眼皮整形必须知道的问题

24 双眼皮是如何形成的

　　很多求美者可能会好奇双眼皮是如何通过手术形成的。首先，我们来了解一下双眼皮形成的原因。医学上将睁眼睛的肌肉叫做上睑提肌，先天性双眼皮的人，其上睑提肌的纤维除了附着睑板上缘用于将眼睛睁开外，还有部分纤维向前通过眼轮匝肌，附着上睑皮肤距睑缘4~7 mm处。当眼睛睁开，上睑提肌收缩时，这个部位的皮肤被向上牵拉，而其上部皮肤相对下垂，于是形成皮肤皱褶，即为重睑皱襞，也就是所谓的双眼皮。而单眼皮者一般无纤维附着眼睑皮肤，无皱褶出现。

　　双眼皮形成的任何方法——手术或者不是手术的，都是为了形成这种连接，没有皮肤和上睑提肌之间的连接，就没有双眼皮。举个例子来说，就如一张薄薄的幕帘悬挂着，用线将其下半部分某点缝合固定，向上提拉固定线时，幕帘下半部分就会出现皱褶。而幕帘拉起后离地面就有一定间隙，这就是双眼皮手术后眼睛变大的原因。但如果幕帘很宽，当幕帘被拉起时，固定点的上方部分便会将皱褶掩盖住。这就是眼睑松弛的人不易做缝线、埋线法双眼皮手术的原因。如果幕帘为一床很厚的被子，仍在同一高度固定点拉起幕帘，您会发现，上半部分会鼓成厚厚的大包，下半部分显得比薄被时宽大，这也是厚眼皮的人为什么要在手术中切除脂肪和肌肉、重睑设计线要偏低的原因。

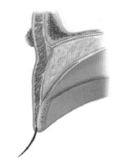 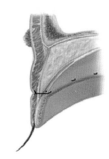 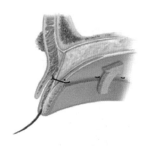

手术前闭眼时　　　　手术后闭眼时　　　　手术后睁眼时

25 双眼皮分为几种类型

平行型：双眼皮与上眼睑的睑缘是基本平行的。重睑线的设计，外侧以不超过外眼角为度。这种形态适合眼睛比较大、眉弓比较高、眉毛距眼睛较远，而上眼皮又比较薄的女性。

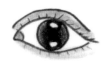

平行型

25

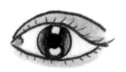

开扇型

开扇型：这也是最经典的双眼皮之一，类似"桃花眼"，深得年轻女孩的喜爱。其特点是内窄外宽，适合眉毛与眼睛的距离适中，眼皮较薄，眼睛的横轴跟地平面呈一定角度，外眼角微微往上抬，有神采飞扬的感觉，很神气的样子。

内宽外窄型：适合没有内眦赘皮，眉毛与眼睛的距离比较近，西方女性较为常见。如果比较严重，则会形成"三角眼"样的外观。

内宽外窄型

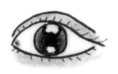

平扇型

平扇型：兼有平行型和开扇型两种双眼皮的特点，内侧半呈轻度的开扇，而中外侧则以平行为主。现在很多女性青睐这种形态。

欧式型：即双眼皮极度宽大，脂肪全部去除的双眼皮。基本上来说只适合欧洲人面部的骨骼结构，这也是其眼睑睑板的生理解剖结构所决定的。而且，她们的眉弓特别高，眉毛靠近眼睛，因而双眼皮往往宽大而夸张。但这并不太适合东方女孩。

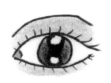

欧式型

26

26 所有的单眼皮都适合做双眼皮吗

一般来说，双眼皮比单眼皮富于变化，睁眼时立体感更强，且显得眼裂比较开阔，更有吸引力，所以绝大多数的亚洲人都比较适合双眼皮。但不是每个人都适合做双眼皮，要看整体的脸型、五官、眼型。因此，是否适合做双眼皮，要根据个人的综合因素，与医生面诊之后决定。

有以下情况者不宜进行双眼皮手术

1. 怀孕或者是月经期以及哺乳期，不宜进行双眼皮手术，因为使用药物一方面对孩子不好，另一方面由于凝血功能的改变，造成手术出血过多，影响术后恢复。

2. 严重的瘢痕体质者，不宜进行双眼皮手术，因为术后造成的瘢痕，不仅影响手术效果，而且很难修复。

3. 近期或者持续服用华法林、阿司匹林等抗凝血药物者，不宜进行双眼皮手术，防止术中出现出血不止情况。

4. 眼睛内外有感染疾病或者是炎症，不宜手术，需要先治愈，再进行双眼皮手术。

5. 进行双眼皮手术，需要用麻醉剂，如果对麻醉剂品有过敏者，不宜手术。

27 多大年龄适合做双眼皮

　　以前经常有人说要在18岁之后才能做双眼皮，这是因为在18岁左右人体发育基本成熟，而且孩子思想上也相对独立，父母也会更加尊重孩子的主张和决定。而现在，随着生活水平的提高，人们的思想成熟比较早，孩子发育的比较早也比较快，有的在14、15岁时身高就和父母基本差不多了。如果父母和孩子都对整形有个清醒的认识，根据孩子的具体发育状况就可以决定做手术了。另外，尽早做双眼皮，瘢痕相对也会比较轻微，有利于孩子增加美感和自信。所以说，现在做双眼皮的最早时间已经没有严格限制了。14、15岁以后，与父母身高相比较，确认发育基本成熟后、孩子及其父母对手术具备正常认知就可以决定是否可以手术了。如果害怕切开的手术损伤太大，还可以先采用埋线法、微创法等方法先做一个损伤小、恢复快的双眼皮，等待成年后再根据皮肤的松弛情况作调整都是合理的选择。至于说最大是多大年龄可以做双眼皮，则完全是取决于个人的要求。我们曾经为90多岁的高龄者施行了上眼皮切除，以解决过度松弛的问题，最后形成的双眼皮也非常自然优美。

对于中年的求美者来说，完全不存在年龄的问题，为了追求美丽和年轻，追求自信和快乐，任何时候只要有必要，接受轻轻的一刀，换来自我的满足已经成为常态的选择。

28 眼睛比较泡可以通过去脂肪来解决吗

有很多求美者眼睛显得比较泡，就像是眼皮水肿或者脂肪堆积的样子，他们都想通过去脂肪来解决这个问题。那么，是否切除脂肪就一定能够获得好的效果呢？或者说为了达到眼皮变薄的目的，一定要切除脂肪吗？其实，这需要综合分析。

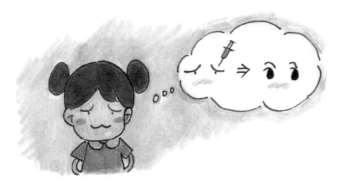

如果有经验的眼部整形医生通过专业的判断，确实是脂肪过多的原因导致的这个现象，确实可以通过去除部分脂肪来达到目的。但是，很多时候并不是切除脂肪一定能够使得眼皮变薄。如果求美者眼睛泡是由于眼眶狭小、眼皮厚、肌肉肥厚等情况所致，那么去除脂肪无法使得眼皮变薄。同时，切除过多脂肪会使双眼皮形成的形态呆板夸张，甚至造成无法再次修改的尴尬境况。所以说，双眼皮手术可能伴随着去脂肪，但不是所有双眼皮手术一定要去除脂肪。

还是那句话：专业的事交给专业的人去做！

29 双眼皮是不是越宽越好

过去，求美者往往希望做成一个大的欧式型双眼皮，宽宽的双眼皮显得眼睛比较大而深邃，而且维持的时间比较长，年龄大了双眼皮仍旧可以保持，避免了再次切双眼皮"遭罪"。但是，十几年、二十几年过后，这些人往往都后悔了，因为"太假"。现在绝大多数人的审美都认为：双眼皮并不是越宽越好！如果双眼皮的皱褶太宽了会有以下几点缺憾：首先，手术痕迹会很明显，外形上看会有些不自然；其次，容易造成睁眼费力和疲劳感；再者，如果不满意，以后的修复就很困难。有些严重的情况，双眼皮做得特别宽，其眼睛反而睁不大，易造成创伤性上睑下垂。

因此，双眼皮手术的宽度要根据一个人的脸型、眉弓至睑缘的宽窄（即上眼皮的宽窄）、眼窝的深浅、上睑的厚薄等因素来综合决定。面型宽大丰满，眉弓至睑缘的距离宽，眼窝较深，割双眼皮可做得宽一些。反之，则应做得窄一些。

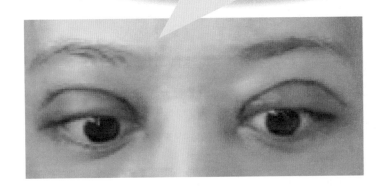

东方人的上睑窄，眼窝平，眉弓低，上睑厚，双眼皮不宜做得太宽。

30 双眼皮手术是否会留下瘢痕

一般来说，任何手术只要切开皮肤都会留下瘢痕。但是瘢痕有轻重之分，而且不同部位的瘢痕其明显度也不同。举例来说，位于额头的瘢痕明显，而位于腋窝的瘢痕就会很轻微和隐蔽。

对于双眼皮手术来说，一般是不会留下明显瘢痕的，这是因为上眼皮的皮肤比较薄，越薄的皮肤越不容易形成严重的瘢痕。而且，美容外科手术操作已经非常精细，缝线质量越来越好，也越来越细，所以随着愈合时间的延长，瘢痕也会变得更加淡化，越来越不明显。最重要的一点是，切口的瘢痕会隐藏在双眼皮的皱褶内，在睁眼的时候会完全掩盖在皱褶深处，快速地睁眼、闭眼完全看不到瘢痕。但是，对于一些瘢痕体质的求美者来说，确实术后会有瘢痕增生的可能，好在这类人数量并不多。因此，要做好双眼皮手术，还是要选择正规专业医院，找有丰富眼部整形经验的医生，尽量减少瘢痕增生的可能。

③1 双眼皮手术后会不会宽窄不一样

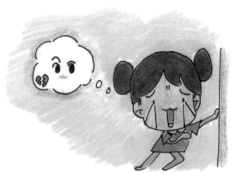

完全有这个可能！这是因为绝大多数人的眼睛先天性就存在着不对称，这在身份证件等照片上体现得最为淋漓尽致。对于这种差异，有些可以通过手术来调整。但是，很多情况下根本无法获得完全的矫正。其次，眼皮的组织异常精细，手术过程中的组织剥离、切除、出血、止血、缝合等各种因素均可能存在术后差别，也会造成术后双眼皮大小差别，而有经验的专业医生就可以把这种差异控制到最小化。

32 一双一单的眼睛能否通过双眼皮手术进行调整

完全可以！一双一单的情况一部分是先天的，还有一部分是由于手术效果不良等原因造成。如果存在双眼皮的一侧形态很好，可以照着这一侧来把对侧没有双眼皮的做成相对应的形态；如果对于现有的一侧双眼皮求美者也不满意，那么可以两侧都重新来做。除此之外，医生会认清两侧差异的原因，仔细检查后确定是否有上睑下垂等疾病，然后针对原因做好相应的治疗。

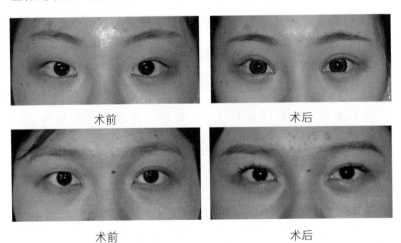

术前　　　　　　　　　　　术后

术前　　　　　　　　　　　术后

�33 窄双眼皮能否加宽，内双的双眼皮可否变成外双的双眼皮

如果感觉双眼皮太窄，可以通过类似双眼皮的手术过程，分离双眼皮以下皮肤，去除睑板前的眼轮匝肌及睑板前组织，利用上睑皮肤的伸展性，将切口上提缝合以增加双眼皮的宽度。双眼皮的宽度一般在8mm左右，不建议太宽。因为过宽的双眼皮不仅"太假"，手术痕迹会很明显；而且容易造成睁眼费力和疲劳感；如果不满意，以后的修复就很困难。有些严重的情况，双眼皮做的特别宽后其眼睛反而睁不大，易造成创伤性上睑下垂。

内双的眼皮同样可以变成外双的双眼皮。内双也是双眼皮的一种形态，只是表现出来的外观与外双不同。眼皮的形态通常都会影响人的美观，内双眼皮从外观上看起来与单眼皮没有差异，总显得没有精神。此外，内双在美观程度上远远不能够达到像外双的眼睛那样很有神采而且灵动的效果。那么，这种情况能否通过双眼皮手术将内双变成外双呢？答案是肯定的。可以通过双眼皮手术，将没有神韵的内双的眼皮变成灵动有神的外双的眼皮。

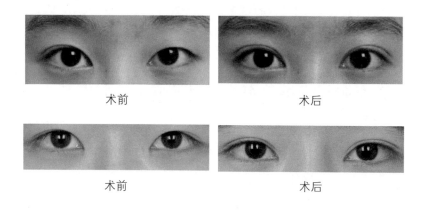

| 术前 | 术后 |
| 术前 | 术后 |

34 三角眼能否通过双眼皮手术进行调整

答案是肯定的！"三角眼"一般内眦角多正常，主要由于上睑皮肤中外侧松弛下垂，外眦角被遮盖显小，使眼裂变成近似三角形。一般中老年人多见，也有先天性三角眼者，但少见。

首先要区分伴不伴有眉毛的下垂。①如果眉毛下垂不严重（即瞳孔和眉毛上缘之间的距离达2.5 cm以上），年龄在40岁以下的，可以通过眉下切口去除部分皮肤来调整；②年龄超过40岁的，大多需要通过上眼皮手术进行矫正。③如果眉毛下垂严重（即瞳孔和眉毛上缘之间的距离不足2.5 cm），可考虑通过前额皮肤提拉术，将眉毛提高来改善中外侧眼皮的下垂；严重者可同时配合上眼皮手术。

35 双眼皮手术会不会伤到眼睛或影响视力

双眼皮手术方式多种多样，所有手术都是在眼睑上实施，是单纯的眼外操作，规范的手术过程并不会牵连到眼球等部位，所以求美者不用担心它会伤害眼睛健康，更不会造成眼的功能性障碍问题。

当然，手术都是存在风险的，在双眼皮手术中有两种情况会造成眼睛的伤害：一是去除上眼皮内脂肪时拿得太多，不小心伤到上斜肌，会造成眼球转动障碍和复视；二是止血不完全，造成眼球后血肿，由此压迫到视神经而导致的视力受影响。而正规医院以及有经验的专业医生会将这些风险降到最低。

36 双眼皮手术后不满意能否恢复原样

首先需要明确的是，在双眼皮手术失败或者发现效果不好时，除了部分埋线手术的双眼皮外，其他手术方式的双眼皮一般都不能恢复成单眼皮的样子。尤其是切开法双眼皮手术，作为一种永久性的重睑手术，通过在上眼睑皮肤施行切口，然后精细去除里面松弛的皮肤、眼轮匝肌及肥厚的脂肪，然后在直视状态下将皮肤同眼轮匝肌缝合到一起，有效地形成重睑。如果对切开双眼皮进行手术修复还原单眼皮，上次手术的切口以及皮肤、眼轮匝肌及脂肪的损伤，还有手术后眼部组织的瘢痕粘连等，这些都是不可能修复的。这就好比一块布被剪开成两块后，再巧的工匠也无法恢复到原样的，何况眼部组织结构比较复杂。就算是埋线双眼皮，由于手术医生的特殊操作或者眼部组织的瘢痕粘连等原因，有的线结取出时非常困难，有的取出线结后手术创伤较大，也不是绝对可以恢复到术前状态的。所以，在做双眼皮手术前一定要慎重。对于已经做了双眼皮手术的，不要仅仅想着恢复还原；如果没有还原的可能，还是建议在软组织肿胀消除后再次进行修复手术，对双眼皮的形态进行调整，一般情况都是可以改善的。当然，再次修复术的困难要比初次手术时难度大，因此修复手术的效果也是因个体的差异而定，这也要求选择二次手术时更要慎重。

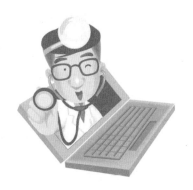

③⑦ 双眼皮做完之后会不会很假

由于是后天人工形成的双眼皮，形态有些假是完全可以理解的。而且，有些人由于自身条件所限，做出来的双眼皮看起来很假也是情有可原。但是，绝大多数的双眼皮经过良好的医患沟通，精心的术前设计，精细的手术操作，都可以获得较为自然和谐的效果，尤其是经过较长时间的恢复后，效果更佳。

在具体操作上，术前设计时要综合求美者各个方面的因素，针对求美者的眼型、面部五官比例及整体气质，设计个性化的双眼皮形态。同时，需要操作者对眼部解剖的清晰认识及术中的精细操作，这是保证做完双眼皮手术后看起来自然的前提。

除了医生方面，求美者更要避免过分的、不切合自身实际的预期，比如一定要求做成某某明星的眼型、要求过宽的重睑宽度等，这些都是术后导致看起来"很假"的原因。

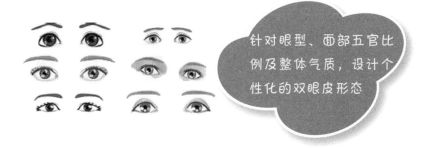

针对眼型、面部五官比例及整体气质，设计个性化的双眼皮形态

38 双眼皮术后会不会出现倒睫？倒睫可否通过双眼皮手术处理

倒睫是指睫毛向眼球方向生长，以致触及眼球的不正常状况。倒睫是儿童、青少年以及老年人比较常见的外眼病，主要是睫毛的生长方向发生异常。生长方向异常的睫毛，尤其是倒向角膜表面生长的睫毛，不但经常摩擦角膜上皮，引起异物感、怕光、流泪等症状，还会引起眼球充血、结膜炎、角膜上皮脱落、角膜炎、角膜血管翳、角膜溃疡、角膜白斑，进而影响视力。

双眼皮手术一般不会导致倒睫。相反，上眼皮的眼睑内翻式的倒睫可以通过双眼皮手术来治疗。既解决了上眼皮倒睫的问题，又获得了一双美丽的双眼皮的眼睛。

39 手术形成的双眼皮是否会变成单眼皮

双眼皮的手术方式多种多样，主要的有埋线法双眼皮、切开法双眼皮、微创三点法双眼皮。一般通过埋线法形成的双眼皮，有很大的概率会由于线结的脱落而再次形成单眼皮，但是脱落后再次形成的单眼皮由于瘢痕、线结的炎症等原因也无法恢复到原来形态。而通过切开法或者三点微创法获得的双眼皮，作为永久性的重睑手术，手术的切口以及皮肤、

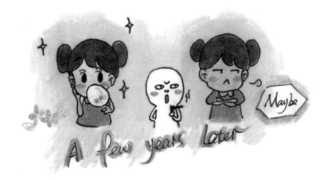

眼轮匝肌及脂肪的损伤，还有手术后眼部组织的瘢痕粘连等都是不可逆的，因此也就无法再次变成单眼皮。因此，手术后形成的双眼皮是否会变成单眼皮主要是与求美者选取的双眼皮方式有关。

40 多重眼皮能否通过双眼皮手术进行调整

多重眼皮的形成原因

(1) 先天性的眼球突出，上睑稍凹陷，皮肤薄且相对较多形成的重睑多皱褶

(2) 做双眼皮手术时，重睑线的设计低于正常的重睑皱襞，多余上睑缘前的皮肤堆积造成三重折或多重折(部分人会出现)

(3) 随着时间的流逝，松弛的上睑皮肤堆积于重睑线上方形成三重折或多重折

(4) 双眼皮手术过程中创伤较大，后期由于组织粘连形成三重折或多重折

对于由于皮肤松弛堆积导致的多重眼皮可以通过双眼皮手术，去除多余的皮肤来解决。对于手术原因产生的多重眼皮，可以通过双眼皮的修复术，通过精确设计重睑线的高度，分离粘连的组织结构解决多重眼皮的问题。因此，通过分析求美者多重眼皮形成的原因，专业的整形科医生是能够将多重眼皮通过双眼皮手术调整成一双美丽的双眼皮的。

41 外眼角下垂能否通过双眼皮手术调整

外眼角下垂的现象可分为真性下垂和假性下垂。外眼角真性下垂是指眼眶骨性结构外侧较内侧低，因而外眦韧带的附着点也随之较低。外眼角假性下垂是由于面部皮肤特别是上眼睑皮肤松弛、下垂，部分遮盖外眦，形成新的较低位的假外眦。看起来眼睛外侧向下垂，人也显得没有精神。

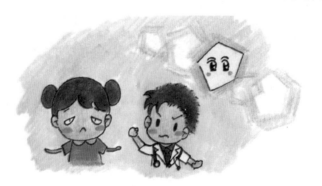

真性外眼角下垂需动眶部的骨头才能解决,工作量较大,风险也较大。假性外眼角下垂的患者,我们可以通过双眼皮手术切除外侧松垂的皮肤,在矫正外侧眼角下垂的同时,获得一双漂亮有神的美丽眼睛。

42 上睑凹陷的眼睛可以做双眼皮吗

上睑(上眼皮)凹陷分为生理性和继发性两种。生理性上眼皮凹陷是指没有明显其他原因,在30多岁以后上眼皮逐渐出现凹陷,此情况大多出现在面部瘦削的女性。继发性上眼皮凹陷多见于重睑术后,是由于手术操作不当所致,还有一部分是由外伤导致的。

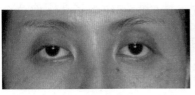 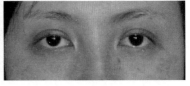

术前　　　　　　　　　　　　　　术后

对于生理性上睑凹陷的单眼皮患者,眼睑皮肤比较薄的,可以通过微创方法做双眼皮手术。如果只是想解决上睑凹陷的问题,可以通过自体的脂肪移植来解决上睑凹陷。对于继发性上睑凹陷,其出现的原因有眶隔内脂肪的去除过度或移位，同时伴有眶隔损伤，造成皮肤和深面组织粘连至眶隔，粘连至上睑提肌腱膜，造成上睑凹陷、多褶、重睑过宽，甚至上睑下垂。针对这些原因，主要的矫正办法是通过自体脂肪移植来解决。

㊸ 双眼皮手术可以维持多久

双眼皮术后双眼皮形态能够维持多久，这要取决于求美者选择的手术方式，以及随着时间的延长，求美者皮肤的松弛程度。形成双眼皮的手术方法有埋线法、韩式三点微创法、切开重睑法。其中，埋线法双眼皮维持的时间最短，随着时间的延长，双眼皮有变浅和逐渐消失的可能。韩式三点微创法与切开重睑法塑造的双眼皮维持的时间较为长久。但这个长久也是相对的。随着年龄的增大，皮肤的衰老、松弛程度也不断增加，这就可能导致上睑皮肤松垂，使双眼皮的形态被遮盖而消失。

④④ 做双眼皮手术大概是什么样的过程

在和医生约定好具体的手术日期之前，求美者要首先确定自己的身体状态是否适合进行手术。因此，正规医院的整形科医生首先会为求美者开具血常规、凝血功能等术前的常规检查。医生查看验血结果无异常后，与求美者约定具体的手术时间。求美者进行手术时的过程，首先是更换隔离服进入手术室，医生会准备手术用的器械。准备就绪后，医生会让求美者躺在手术台上，打开手术无影灯，接着会给求美者做全面部的消毒。消毒完成后，给求美者从面部到颈部盖上手术消毒巾，只露出面部。接着，主刀医生开始设计双眼皮的宽度及形状并在上眼睑上画线标记，接着开始实施麻醉。医生会让求美者放轻松。麻醉时针头从眼皮的最外端插到眼角处，大约用时一两分钟。这个过程会有点痛（是整个双眼皮手术过程中最痛的时候），但可以忍受。接着医生开始手术，手术中由于麻醉的缘故，求美者感觉不到医生到底在干嘛。只有最后缝合的时候，眼皮会有拉

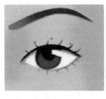

术前准备

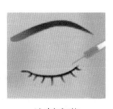

注射麻药

45

扯的感觉，才知道快结束了。一般做双眼皮手术，时间在1个小时左右就可以完成。

④⑤ 双眼皮的手术方式有哪些

双眼皮成形术的手术方法主要有埋线法、韩式三点微创法、切开重睑法等。

埋线法 是将结扎线固定于上睑真皮和睑板前或睑板上缘上睑提肌腱膜间形成重睑皱襞的方法。适应于睑裂大、眼睑

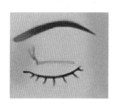
固定结扎线

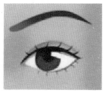
形成重睑皱襞

薄、无臃肿、眼睑皮肤无松弛、张力正常、无内眦赘皮、上睑眶脂少的年轻人。这种方法的优点是双眼皮形成的皱襞外形自然，无切口，术后组织反应小，不影响工作。如果日后变窄还有再切开的余地，易于被求美者接受。但该方法的缺点是上睑皱襞容易变浅变窄，甚至消失。线结埋入过浅，易外露或形成小囊肿。

韩式三点微创法 也就是求美者经常听说的韩式双眼皮。它是在眼皮上制作3个长度仅有2~3 mm不连续的微小

伤口，属于半开放式双眼皮手术方法。经过这3个不连续的小切口把双眼皮固定，还可以同时抽出眼泡脂肪。它适用于上睑皮肤不过分松弛、上睑不过多臃肿者。韩式双眼皮术后线条不但自然美观，形成的重睑效果形象逼真，可永久维持，而且术后伤口小、消肿快，恢复也快。

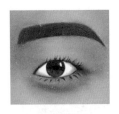
术前准备

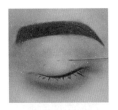
制作3个微小切口

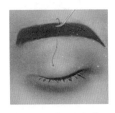
缝线固定上睑真
皮及上睑提肌

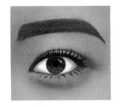
形成重睑皱襞

切开重睑法 是手术时间较长的重睑成形手术方法。因为它能调节和改变上睑各层次的组织结构，可以解决眼睑存在的许多复杂问题，如上睑皮肤松弛、睫毛内翻、上睑臃肿、眶脂下垂、眶隔松弛、外上眶缘隆突等。切开重睑法形成后的重睑稳固而又持久，皱襞深，富有立体感。但缺点是手术比较复杂，需要熟悉眼睑解剖，施术者要有较扎实的整形外科手术操作基础。

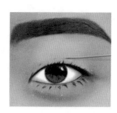

标记切口

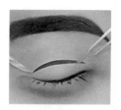

沿标记切开皮肤，
处理复杂问题

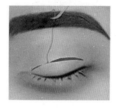

缝合切口

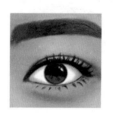

形成重睑皱襞

　　重睑术主要有以上几类。在实际应用中，手术医生会根据求美者的条件（如睑形、脸形等情况）来选择术式，不会千篇一律地将一种手术方法用到所有人身上，每一种术式都要因人而异。这样做出的效果才能符合每个求美者的情况，并突出个性、达到完美的效果。

46 埋线法双眼皮是否会消失或者双眼皮变浅

　　完全有可能！埋线双眼皮虽然术式较简单，术后恢复时间较快，但维持双眼皮形态的线结一旦发生松弛或者脱落，双眼皮亦会随之变浅，甚至消失，再次形成单眼皮的状态。另外，埋线法双眼皮由于不能去除松弛的皮肤，所以对于皮肤冗余的求美者，双眼皮会比较窄。还有，由于缝线是永久留在皮肤下面，有的时候会在表面看到线结或者产生炎症反应，此为埋线法双眼皮的另一个主要问题。当然，对于有些心理上排斥手术、眼皮很薄、眼睛很大、眼皮不松弛的求美者，这个方法仍然为很好的方法之一。

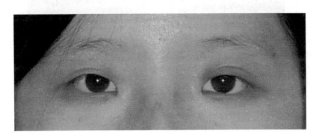

47 韩式三点微创法的优点

　　韩式三点微创法，也就是求美者经常听说的韩式双眼皮。它是在眼皮上制作3个长度仅有2~3 mm的不连续微小伤口，属于半开放式双眼皮手术方法。由这3个不连续的小切口进入上睑皮下，可以抽出眼泡脂肪，并将真皮层睑板进行3点缝合，把双眼皮固定。它适用于上睑皮肤不太松弛、上睑不是过多臃肿者。韩式双眼皮术后线条不但自然美观，形成的重睑效果形象逼真，可永久维持，而且术后伤口小、消肿快，恢复也快。

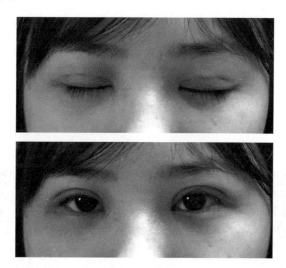

48 欧式双眼皮有什么特点？谁都可以做吗

欧式双眼皮是指欧美人的那种又宽又大、皮肤较薄的双眼皮。正是因为它特有的上眼皮皮肤薄、双眼皮宽而清晰、睫毛长而上翘、眼窝深陷、眼球四周上下有一圈明显的眼眶沟，使得眼睛更富有立体感等特点，使欧美人的眼睛有一种特殊的美丽。

而这种特殊形态是由许多解剖上的因素决定的，单纯改变东方人的眼皮或是仅仅改造眼眶周围的形态，并不能成为真正的"欧式眼"。这主要是因为东、西方人眼部的形态及结构存在较大差异：西方人的眼部结构特征是眼睛大，眼窝深，眉骨及鼻梁高，角膜暴露多，睫毛长而密，其重睑的宽度与眼睛的长度比例完全符合人类的美学规律即黄金分割率，多数重睑形态为平行形的。因此，做欧式双眼皮应具以下备条件：①眶骨足够高；②眼球内陷；③眼裂足够长；④睑缘距眉毛足够宽；⑤眼皮足够薄。而

一般东方人的眼部结构往往是眼窝平坦或突出，眼皮臃肿，眼睑短小，睫毛短疏，角膜遮盖较多；甚至好看的双眼皮绝大多数也是开扇

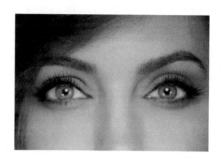

形的，重睑的宽度与眼睑的长度相比较也是比较窄的；绝大多数东方人单眼皮的眼睛比较短小。所以，欧式双眼皮并不太适合东方女孩。

⑭ 眼神调节手术是怎么一回事

眼神调节术，就是通过手术的方式调整眼轮匝肌、上睑提肌以及米勒斯肌，同时对眼睛或者周围不完美的地方加以

调整与修复，以达到最佳完美状态。同样也大大减少了因各种不同的眼神带来的自卑和消极。眼神调节术后其眼睛不仅与个人五官气质相符，并且双目充满神采。

眼神调节术可以让双眼充满神韵，这是一项眼部综合手术，看似简单，要想做到自然美观却是很难。因此，对手术医生要求也特别高，既要有过硬的技术，也要有很好的审美观以及对眼神的把握。切忌掉以轻心，术前一定要对手术有详细了解，并且和医生仔细沟通。一定要选择正规专业的医院！

50 双眼皮术后睫毛会上翘吗

东方人单眼皮时睫毛往往向下垂，睫毛显得既不长也不浓，有时还会发生倒睫毛。而双眼皮手术在形成重睑的同时可以一定程度上改善睫毛下垂，甚至是治疗倒睫。这是因为通过术前测量及设计，可以在实施重睑手术的同时通过适当去除多余上睑皮肤或者通过调节上睑提肌，达到术后睫毛自然外露，睫毛变得更加纤长、直立或上翘，更加显得动人神采。

51 双眼皮能否和开眼角的手术一起做

完全可以! 虽然做双眼皮并不是一定要同时开眼角。对于医生面诊后建议开眼角的患者,可以在做双眼皮的同时一起进行开眼角的手术。这是因为两者都是属于眼部整形手术,但是相互之间不会有影响。两个手术一起进行,就改善小眼问题来说,比单做一个手术的改善更明显,术后效果也要好很多。同时,两个手术同时进行,便于医生的整体设计,一次手术也减少了患者的痛苦,而且两者的恢复时间也是相同的。

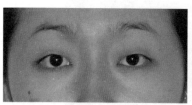

| 术前 | 术后 |

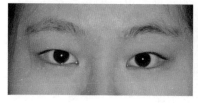

术前　　　　　　　　术后

52 眼睛总是睁不大，好像没睡醒，能做双眼皮吗

这是上眼睑提肌系统异常导致的一种眼睛畸形。简单来说，是指使上眼皮提起来的肌肉功能不全或丧失，以致上眼皮部分或全部下垂，给人一种无精打采、没有精神的感觉。医学上叫做"上睑下垂"，是一种疾病状态。双眼皮手术不能解决这个问题，需要针对上提眼皮的肌肉进行处理才行。

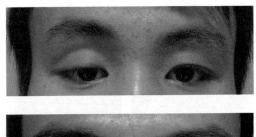
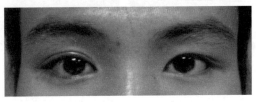

上睑下垂分先天性和后天性两种。出生即存在的就是先天性，而由于外伤、肿瘤切除等原因导致的则是后天性。大多数都是先天性的，主要是由于神经肌肉系统的问题所致。轻度的上睑下垂只是外观上好像眼睛睁不大，眼皮下垂只影响外观，并不影响视力。而严重的情况下，瞳孔和角膜全部

被遮盖，可造成弱视及颈椎问题。

　　对于上睑下垂一定要请专业医生来确诊和治疗，这是一种复杂的手术，恢复时间长，而且伴随较大的风险。如果没有经验的医生只按着普通双眼皮的方法来做，不但不能形成双眼皮，仅留下浅表的瘢痕，甚至会加重上睑下垂。

03

第三章

下眼皮整形必须知道的问题

53 什么是眼袋

眼袋的发生是由于下睑皮肤、皮下组织、肌肉及眶隔松弛，眶后脂肪肥大并突出形成袋状突起，俗称"眼袋"。眼袋常见于40岁以上的中老年人，不论男女均可发生，它是面部老化的早期表现之一，且具有遗传特性，生活不规律、失眠、压力过大等均可使眼袋加重。

一般而言，成年人，尤其是女性，在25~30岁之间就会出现眼袋。多数情况下是脂肪疝出的结果。眼袋出现后，给人的感觉是面部衰老，无精打采，缺乏活力。

眼袋形成的原因：在生理上，作为支持结构的主要是眼睑皮肤、眼轮匝肌、眶隔和眦韧带，随着年龄的增长，这些支持结构会逐渐变得薄弱；在日常生活中，眼睑皮肤的运动量很大，活动频繁。据统计，人平均一天要眨眼上万次，故眼睑皮肤容易老化松弛。如果工作休息时间不规律，眼睑皮肤的新陈代谢会减缓，胶原蛋白和弹性纤维开始慢慢流失，保护眼球的脂肪开始逐步堆积。一旦肌肤老化，眼睑的支持结构薄弱到一定程度,兜不住堆积的脂肪,就会突破下睑的限制,隔眶而出, 由此形成眼袋。

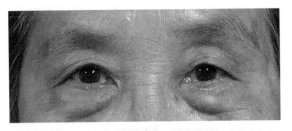

老年人的眼袋

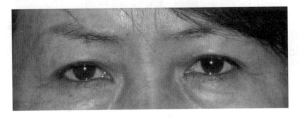

中年人的眼袋

54 什么是卧蚕

卧蚕是国人用来形容的名称,相当贴切生动。形容的是紧邻睫毛下缘一条宽4~7 mm带状隆起物,看起来好像一条蚕宝宝横卧在下睫毛的边缘, 笑起来比较明显,让眼神变得可爱。其解剖结构是眼睑眼轮匝肌的突出部分。有卧蚕的人看起来好像眼睛会笑,显得眼睛十分有魅力。

有卧蚕的人容易让人产生亲近感,有亲和魅力。从面相学上来说，有卧蚕的人"命好"。面相学上形容卧蚕为：三阳卧蚕如横一指，位冠人臣作夔契。目下卧蚕纹，当生贵子孙。眼下有卧蚕，主福寿，生贵子。无论是民间面相学说，还是古代面相学说，有卧蚕的人在感情和事业方面都有好运气。有的说法讲有卧蚕的人比较聪明、成大器、孝顺、子孙缘厚、易有"贵人"相助等。

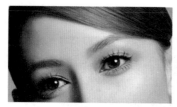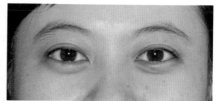

55 眼袋与卧蚕的区别

眼袋和卧蚕虽然是邻居，然而它们俩的区别还是很大的！卧蚕是很多女孩子追逐的美丽标志，而明显增龄的眼袋则是令人生厌的。韩国不少女明星专门为了拥有卧蚕，使眼睛更具有魅力，而去做相关的手术。然而，在我国不少女孩却把卧蚕错当成眼袋，甚至要用化妆品修饰或者是通过手术来彻底去除。

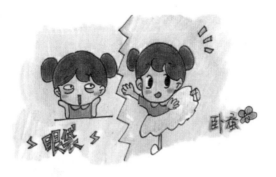

　　区别眼袋和卧蚕十分重要。卧蚕是紧邻睫毛下缘一条宽4~7 mm的带状隆起物，看来来好像一条蚕宝宝横卧在下睫毛的边缘。笑起来才明显，让眼神变得可爱。而眼袋虽然也是一团突出物，但距离下睫毛较远，是大量脂肪堆积在下眼睑皮下组织中，久而久之形成的半月形袋状物，其上、下两条凹槽呈现明显的"双月征"，主要是脂肪突出所致。眼袋不论脸部表情如何都会出现，笑的时候会减轻。而卧蚕只有笑起来的时候才会较为明显。

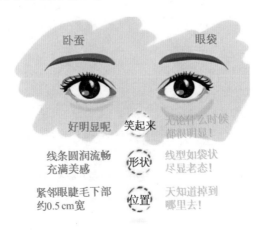

卧蚕　　　　　　　　眼袋

好明显呢　笑起来　无论什么时候都很明显

线条圆润流畅　形状　线型如袋状
充满美感　　　　　尽显老态！

紧邻眼睫毛下部　位置　天知道掉到
约0.5 cm宽　　　　　哪里去！

56 哪些因素会促进眼袋发生

超过40岁后，随着年龄的增长，下睑皮肤、眼轮匝肌、眶隔筋膜及眶隔脂肪均出现退行性改变，导致皮肤松弛，皱纹增多，眼轮匝肌及眶隔向下松垂，内脂肪团疝出，在下眼睑形成眼袋，即衰老型眼袋。

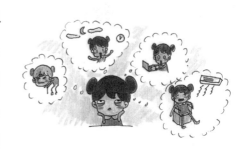

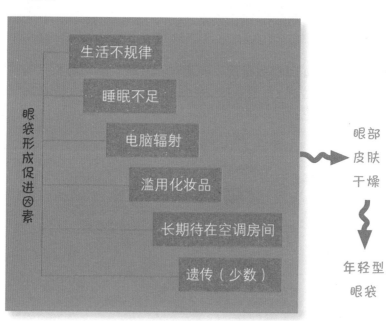

57 一生可以做几次眼袋手术

一般情况下，人的一生可以根据具体情况做2~4次眼袋手术，不建议过多手术。因为反复多次做手术，容易造成皮下组织粘连，形成瘢痕，既影响美观，又会影响正常功能。最好是在早期发现的时候做一次手术，因为越早做手术其恢复的效果越好，术后外观越是自然。但是，如果生活作息仍然不规律，多年后残余的脂肪仍然可能膨大或疝出，并伴随下眼睑皮肤松弛，再次形成眼袋。此时，仍可以再次手术去除。

58 眼袋手术后一般多久会复发

去眼袋手术的疗效一般可以持续5~10年，而对近半数人来说，几乎是永久性的。在人成年以后，身体里的脂肪细胞数目就是固定的，不会再生，因此通过手术去除了导致眼袋产生的脂肪，这部分脂肪同样也不会再生。但是，随着时间的推移，皮肤的衰老不可避免，还是会发生皮肤松弛的问题，加之作息不规律、熬夜、饮食不健康等因素的作用，残余的脂肪细胞会体积膨大、下滑，再次疝出。所以，即便是实施了去眼袋手术，仍然要注意规律作息，加强眼周皮肤保养，避免熬夜和用眼过度。

59 眼袋手术的方法和适应证

　　到目前为止，尚没有一种有效的非手术方法来有效地去除眼袋，所做的一些辅助治疗如皮肤保养、面部推拿等方法只能是减缓眼袋的加重，而对去眼袋几乎没有什么效果。因此，手术是目前去除眼袋最直接有效的方法。

　　去眼袋手术方法常见的有结膜入路（内切口）和皮肤入路（外切口）两种。

　　结膜入路去眼袋手术：主要适用于年纪较轻，皮肤松弛不明显，但已有下睑眶隔脂肪膨出者。采用内切口法去眼袋手术，单纯切除多余的眶隔脂肪，既能达到满意的效果，而且睑缘皮肤不留切口痕迹，较易于被年轻患者接受。但内切口手术的缺点是无法去除松弛的下睑皮肤，随着年龄的增长，松弛的下眼睑皮肤也会影响美观。

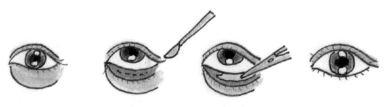

结膜入路（内切口）

皮肤入路去眼袋手术：主要适用于皮肤及眶隔松弛的中老年求美者。去眼袋手术中往往需要去除多余的松弛皮肤，纠正下睑皮肤细小皱纹。它的缺点是在去眼袋手术后有出现睑外翻的风险，并有手术后留于下睑缘的瘢痕，处理不当可能瘢痕会比较明显。

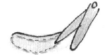

皮肤入路（外切口）

应根据自己的实际情况，并在正规医院专业医生的指导下，选择最适合自己的手术方法。

60 眼袋手术能否解决皱纹问题

可以一定程度上改善下眼睑皱纹问题，但是不能彻底解决下眼皮皱纹的问题。所以一定要记住："眼袋手术解决的是去除眼袋，而不是除皱纹！"

内切口去眼袋根本无法缓解皱纹。而适用于中老年人的外切口去眼袋手术经皮肤入路，术中可以根据实际，同时纠正部分下眼睑皮肤细小皱纹，所以有人也把它归结于面部年轻化手术的一种。施行这种手术后，眼周皮肤会更加紧致，眼周的皱纹会明显减少，眼周年轻化的效果比较明显。如果再配合除皱针（肉毒素）的使用，可以达到更完美的效果。

当然，既切除眼袋，又能减轻皱纹的效果如何，一方面取决于求美者自身条件，另一方面则与手术方法、医生的技术和经验等因素相关。

眼袋手术解决的是去除眼袋，而不是除皱纹

61 黑眼圈是怎么回事? 眼袋手术能否解决黑眼圈

黑眼圈的形成有多种原因，其中最主要的是遗传因素，或者由后天因素导致的皮肤颜色改变或者皮肤血液淤滞所致，其次是由下眼睑皮肤松弛或者脂肪堆积所导致。因此，治疗必须依据其成因而选择不同的治疗方式。对于前者很难做彻底的治疗，主要可以采用射频、微波、按摩、热疗等方式促进血液循环，改善血液淤滞的状态，从而减轻黑眼圈。

如果是眼睑皮肤老化松弛引起假性皮肤色素加深，即由于皮肤松弛聚集导致的颜色加深，可以采用经皮肤入路的下眼睑整形手术。其手术方法同去眼袋手术，同样是切除过多皮肤，术后使得皮肤更加紧致，黑眼圈的感觉会有部分改善。

此外，有不少年轻人由于遗传的关系，眼袋在20多岁就很明显，连带造成黑眼圈的外观。此种情形需考虑通过由结膜切开术，将下眼皮内过多的脂肪去除，使眼袋消失于无形，黑眼圈也可以得到部分改善。

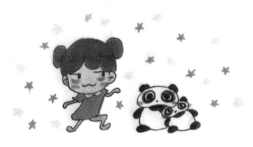

�62 皮肤松弛能否做眼袋手术

去眼袋手术不仅可以去除脂肪团，同时可以去除部分松弛的皮肤，相当于一次小型拉皱手术，这对下睑的皮肤皱纹无疑具有很大程度的改善作用。因此，下眼睑皮肤松弛是眼袋手术的适应证之一。但是，下眼睑的皮肤特别菲薄，不能无限度地切除或者切除过多，这样的后果必然导致下眼睑皮肤过紧，从而导致挛缩，产生严重的下睑外翻、结膜外露等严重并发症。

> 下眼皮外翻像魔鬼一样，而且特别难以纠正，一定要加以避免。

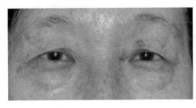
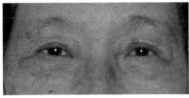

术前 　　　　　　　　　　术后

⑥⑶ 眼袋术后是否会有瘢痕

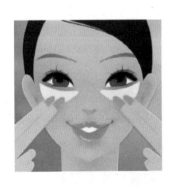

一般情况下，单纯的眶隔脂肪突出者，整形医生会选用内路或内吸去眼袋法去除眼袋脂肪，因手术过程在结膜面完成，皮肤表面无手术切口，手术后肿胀轻微，看不到手术痕迹，因此此种方法是肯定不留瘢痕的。而需去除多余皮肤的眼袋，切口选择在睫毛下，切口隐蔽，此处皮肤是全身最薄的皮肤之一，愈合能力特别强，再加上手术采用的是无

创技术，选择优质缝合线。因此，只是在眼袋手术后短期内可见手术痕迹，时间一长，手术的痕迹就几乎看不见了。

64 眼袋术后会影响卧蚕吗

医生会根据个体情况的差异选择不同的去眼袋手术方法。如果选择了内切法去眼袋手术，只是单纯地去除眼袋多余的眶隔脂肪，不会影响卧蚕。如果选择的是外切法去眼袋手术，需要切除部分松弛的眼睑皮肤、皮下脂肪和肌肉组织，对卧蚕会有一定程度的影响，但并不会使卧蚕完全消失。

如果在去眼袋手术后对卧蚕的效果不太满意，也可以术后选择填充或手术的方法再造卧蚕，同样可以达到十分令人满意的效果。

65 泪沟填充是玻尿酸好还是自体脂肪好

玻尿酸也叫透明质酸，是一种高分子多糖体。玻尿酸具有较好的生物学兼容性，能快速填充泪沟，效果立竿见影。然而，目前玻尿酸填充一旦出现血管栓塞，会引起炎症反应、感染、坏死等严重并发症，建议到正规医院，避免引起不可逆转的后果。

自体脂肪填充泪沟是将自体活性好的脂肪细胞注入泪沟处，达到填充泪沟的效果。自体脂肪填充泪沟不会有任何的排异情况，脂肪细胞在得到血液供应之后会长久存活，永久性地消除泪沟。然而，自体脂肪填充会有脂肪成活率低的问题，需多次填充才能达到最完美的效果。

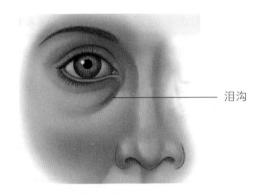

泪沟

考虑到泪沟区域皮肤菲薄，皱褶相对较多，我们建议还是首选颗粒脂肪，尤其是精细微粒脂肪填充为好。

66 眼袋术后会影响睫毛吗

几乎不会影响睫毛！睫毛在毛发中的寿命最短，平均寿命为3~5个月，会不断更新。一根发育的睫毛，自拔除后，1周即可长出1~2mm；约经10周，可达到原来的长度。儿童的睫毛最长，也最弯曲。去眼袋手术有可能会因为术中的一些操作碰到睫毛。然而，只要手术没有影响到毛囊，睫毛不会受到任何影响。

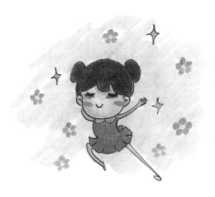

67 先天性眼袋最早几岁可以做去眼袋手术

眼袋具有遗传特性，如果父母眼袋比较重，可能孩子眼袋出现得也会比较早，而且比较严重。一般认为，在18岁左右人体发育基本成熟，而且孩子思想上也相对独立，才可以考虑手术。但若是较为显著的眼袋，而且孩子身体发育已经较为成熟，可不限于18岁以后的年龄，可以根据实际情况早期实施手术。这样术后恢复快，效果良好而持久。

68 卧蚕能通过手术方法做出来吗

创造卧蚕有几种方式，分为非手术和手术方法。

非手术方式：可以注射玻尿酸来形成卧蚕。注射玻尿酸花费时间很短，显效快，维持实际时间约1年。然而，目前玻尿酸填充会出现血管栓塞的风险，导致炎症反应、皮肤感染及坏死等并发症。因此，建议到正规医院找经验丰富的医生进行治疗，避免引起不必要的并发症。

手术方式：分为植入法和肌肉整形术。

植入法：主要是采用人工真皮、自体真皮、自体筋膜或自体脂肪来创造卧蚕。通过填充的方式，使下眼睑出现一条隆起，达到创造卧蚕的效果。其中，人工真皮、自体真皮和自体筋膜的方法需要通过手术切口置入植入物。可以配合去眼袋手术一起达到既去除眼袋又再造卧蚕的效果。而自体脂肪移植法是通过提纯自体的脂肪，注射至下眼睑的位置形成凸起。这种方法的缺陷是自体脂肪的成活率不能达到100%，需要多次注射才能达到完美的效果。而肌肉整形术也是需要经手术切口，达到肌肉层，通过雕塑眼轮匝肌形成一条肌肉的凸起，从而形成卧蚕。

求美者应根据自身条件，与医生进行良好的沟通，选择适合自己的方案，以达到良好的效果。

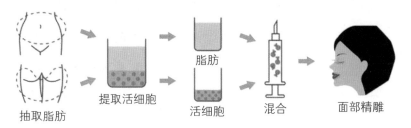

抽取脂肪 　提取活细胞　 活细胞 　混合 　面部精雕

脂肪

⑥⑨ 去眼袋手术是越早做越好吗

去眼袋的手术建议早期做较好。由于人年轻时皮肤弹性好，恢复能力强，选用结膜入路切口，去除脂肪团而不必去除皮肤，避免皮肤遗留瘢痕，疗效显著。而随着年龄的增长，下眼皮附近的脂肪堆积会越来越多，皮肤的压力跟着增大。就像盛了水的袋子一样，久而久之，皮肤老化加速，弹性下降，无法支撑眶隔脂肪。出现眼袋的同时，下眼睑皮肤松弛，皱纹增多。这时在取出脂肪的同时必须去除部分皮肤，才能达到良好效果。

但年龄并非越小越好。未成年人因身体的发育并不成熟，思想上还未独立，与父母和医生的沟通也有欠缺。如果孩子太小来做去眼袋手术，并不能达到理想的手术效果。

一般是建议身体基本发育成熟，个人求美动机明确，父母支持手术的情况下再实施去眼袋手术比较合适。这个年龄段的人其思想和身体的发育相对成熟，并且有自己独立的想法，对自己身体的美观有一定的主张和要求。此时行去眼袋手术，既可以取得求美者的密切配合，又可以达到理想的术后恢复效果。

❼⓿ 眼袋手术失败后多久可以修复

眼袋术后效果要1~3个月才趋于稳定，因此，术后早期的眼睑松弛、外翻等情况，早期可不必急于处理。先应用眼膏或眼药水，防止角膜干燥和结膜感染。一般情况下，轻度的眼睑外翻情况可在2~3周内自行恢复。但是，如果术中去除皮肤过多，残余的皮肤不足以支持下睑结构，持续的眼睑外翻超过1个月以上，应考虑实施手术进行矫正。主要是加固眼睑支持韧带，纠正眼睑外翻。但手术修复的时间要等待长一些，可能需要半年甚至更长的时间。

第四章

眼部整形护理和康复必须知道的基本知识

71 眼部手术后回到家中该如何自我护理

眼部手术后回家建议以休息为主，做好术区冰敷，保持术区伤口的干燥清洁（尽量不要使用酒精，酒精会刺激伤口造成疼痛）。由于术后眼周不能碰水，此阶段眼睛分泌物会增多，患者可以选择无菌的生理盐水或蒸馏水，用棉签轻轻擦拭以缓解分泌物带来的不适（此方法亦适用于自行在家中清洁）。术后48小时内注意活动度不要过大，以防术区出血。每日睡眠时间可适当减少，睡眠时头部垫高，以减轻眼睑部肿胀。

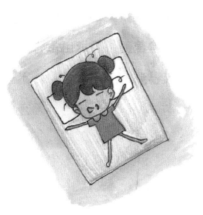

多休息，半卧位高枕为宜；
同时做好眼部冷敷

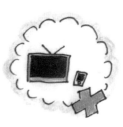

少看电视、手机

72 眼部手术后饮食应注意些什么? 有什么要忌口吗

眼部手术后一般建议清淡饮食，适当增加蛋白质的摄取量，如瘦肉、鸡肉、鸡蛋、豆类食品等，可增强患者体质，有助于手术伤口的愈合。同时多

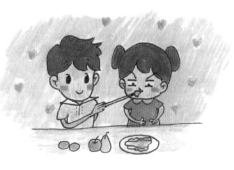

清淡饮食

吃水果和新鲜蔬菜，其中维生素C、β-胡萝卜素和其他一些必需的营养物质，也对伤口的修复有很好作用。

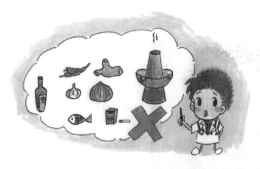

减少辛、酸、辣食物及易引起过敏的
食物，禁止吸烟和饮酒

食物中要尽量减少辛、酸、辣等食材，如辣椒、生姜、大蒜、洋葱、花椒、火锅等，以减少食物对眼睛的刺激。尽

量避免食用易引起过敏的食物，如海鲜、羊肉、鱼等。禁止吸烟和饮酒。眼周术后持续出血不利于伤口的愈合，因此术后2周内禁用阿司匹林、华法林等抗凝药以及活血化淤等中成药，减少术区渗血。很多人担心术后吃酱油会不会增加伤口留疤的风险，目前还没有明确的医学证据表明酱油对手术切口有影响，可以放心食用。另外，晚上避免过多喝水，容易造成术区的水肿。

73 眼部手术后需要包扎吗

建议术后24小时进行适当加压包扎，注意压力适中，以免伤及眼球。包扎的作用：①保持术区与外界相对隔离无菌，

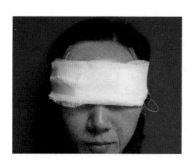

减少伤口感染；②有一定的压迫作用，减轻术区渗血及肿胀。于术后24小时以后来医院或者自行拆除，之后不必再包扎。但是刀口处皮肤要保持清洁，防止水污染。

74 眼部手术后需要冷敷吗？有哪些具体方法

术后建议即刻进行冷敷，冷敷至少3天，冷敷可以使手术部位血管遇冷收缩，减少出血，有利于恢复。

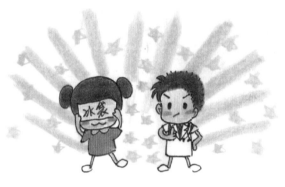

（1）冰袋敷法：这是一种干冷敷法，在有冰的条件下冷敷特别有效。在橡胶制成的冰袋中装入半袋碎冰（或冷水），将袋平放于桌上，使袋口提高，用手轻压袋身，排出袋内气体，然后扎紧袋口，擦干表面的水，套上布套子，放在手术部位即可。如果有现成的冰袋，可以直接外面套一层隔水袋，敷在手术区域。冷敷时间一般为20~30分钟，每日可反复多次。

（2）湿冷敷法：用盆盛冷水（可放入冰块），盆里泡两块小毛巾或纱布，取出拧至半干后敷于手术部位。4~5分钟更换一次敷布，每次敷20~30分钟，每日可反复多次。

75 眼部手术后什么时候要热敷？有哪些具体方法

建议在拆线后可进行适当热敷。热敷可使体表温度升高，皮下组织舒展，痉挛的毛细血管松弛、扩张，血流加快，新陈代谢旺盛，促进病变部位组织活血、化淤、生肌、消炎、消肿、止痛及瘢痕组织软化等。热敷的手段有很多，包括热毛巾、热疗仪、热鸡蛋、热眼罩等。但是，使用的时候一定要记住温度合适，以37~45℃为宜，以求美者自己感觉很舒适的程度为主，温度不要太高以免烫坏皮肤。

（1）热水袋法：属于干热敷法的一种。首先检查热水袋有无漏气，然后将热水（最好60~70℃）装至袋容量的2/3，排出气体，旋紧袋口，擦干袋外面的水，装入布套内或用毛巾包好待用。一般情况下每次热敷20~30分钟，每日3~4次。如无热水袋，亦可用暖壶热敷。

（2）湿热敷法：敷布可用纱布或毛巾做成。先把敷布浸在热水盆内，取出并拧至半干，用自己的手腕掌侧测试其温度是否适当（必须不烫时才能敷于手术部位），敷布上面再盖以棉垫，以免热气散失。约每5分钟换1次敷布。每次15~20分钟，每日3~4次。

76 眼部手术后必须来医院换药吗

术后第1天建议来门诊换药，医生或护士会将伤口处的痂皮及渗液清洗干净，避免影响伤口的愈合。我们临床上经常碰到一些患者术后自行换药，但由于惧怕疼痛，很难将切口处沉积的血痂清洗干净，待拆线时常常发现这些残留的血痂会对伤口的愈合造成影响，瘢痕较重。因此，术后第1天来门诊换药时彻底清除血痂尤为重要。

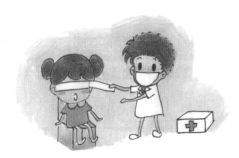

建议术后第1天来门诊换药

77 眼部手术后需要用去疤药吗？宜什么时候开始用

去疤药的使用可以有效抑制切口瘢痕的增生，有助于软化瘢痕，促进刀口快速平复，促使眼睛弧度更加自然。去疤药主要成分为医用硅酮，常见的类型分为凝胶状和贴片状。

81

对于眼周手术，特别是上睑手术，瘢痕贴不容易长时间贴牢，所以建议选用凝胶状。

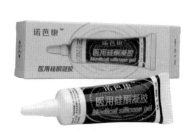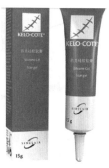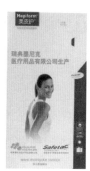

至于使用的时间，一般在拆线后3天开始使用，每天最少2次，持续使用3个月至半年。在使用去疤药的时候避免使用化妆品，还要注意避免强烈日光照射。

78 眼部手术后需要服用药物来消炎吗

大部分眼部整形手术是清洁无菌手术，术后眼睛肿胀是正常的人体反应，不是因为细菌感染引起，所以术后不常规使用抗生素。若术区出现红、肿、热、痛等症状，可考虑口服抗生素。建议联系手术医生面诊后，让医生开具处方服用。不可擅自自行服用，以免引起药物的不良反应。

79 眼部手术后何时来拆线

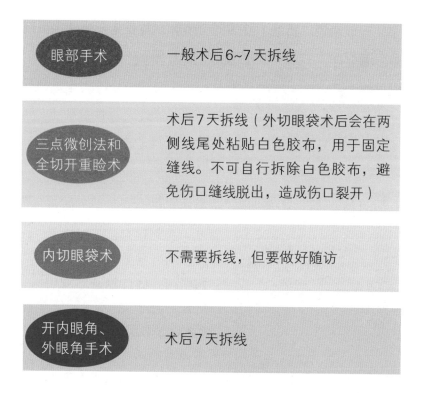

眼部手术	一般术后6~7天拆线
三点微创法和全切开重睑术	术后7天拆线（外切眼袋术后会在两侧线尾处粘贴白色胶布，用于固定缝线。不可自行拆除白色胶布，避免伤口缝线脱出，造成伤口裂开）
内切眼袋术	不需要拆线，但要做好随访
开内眼角、外眼角手术	术后7天拆线

遵医嘱按时去医院进行拆线，以免缝线长时间刺激伤口，不利于后期伤口的恢复，造成瘢痕形成。

80 眼部手术的恢复时间有多长

一般来说，拆线1~2周即可消肿，若要完全消肿定型则需3~6个月。

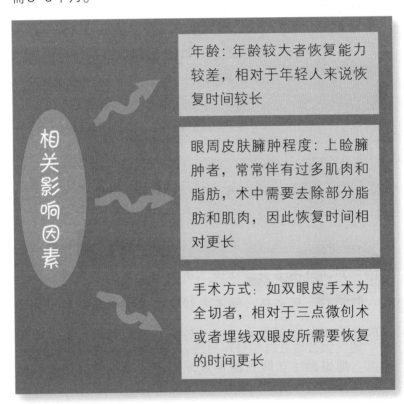

相关影响因素

年龄：年龄较大者恢复能力较差，相对于年轻人来说恢复时间较长

眼周皮肤臃肿程度：上睑臃肿者，常常伴有过多肌肉和脂肪，术中需要去除部分脂肪和肌肉，因此恢复时间相对更长

手术方式：如双眼皮手术为全切者，相对于三点微创术或者埋线双眼皮所需要恢复的时间更长

81 眼部手术后什么时候可以化妆

术后除了眼周手术区域，其他
部位的化妆不受影响。化妆品中含有
化学物质较多，手术后早期使用化
妆品不利于伤口的愈合，还可能导
致伤口感染。所以，建议对手术区
域术后1个月再化妆，早期以淡妆为
主，特别注意卸妆时不可动作太重。

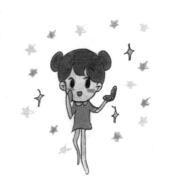

82 眼部手术后何时可以洗脸

非手术区域术后可以正常洗脸，手术区域建议拆线后
再洗。因为洗脸的水不是清洁无菌的。若洗脸时不慎将污

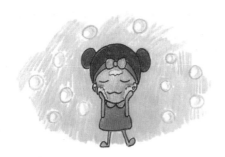

水带入伤口，容易引起伤
口感染，严重影响伤口的
愈合，还可能会导致手术
效果不佳。

83 眼部手术后流泪、畏光、眼睛闭不紧并且有牵拉感属正常现象吗

这属于术后正常现象，早期有明显的肿胀感，眼睛可能无法完全闭合，出门迎风易流泪。不必过分焦虑，随着术后的恢复这些症状会慢慢好转。此时可以做热敷、轻轻按摩、多做眨眼，外用抗疤药膏或多磺酸黏多糖乳膏（喜疗妥）来促进消肿。若不放心，可以及时到门诊找寻手术医生答疑解惑，消除顾虑。

84 眼部手术后需要做眼睛锻炼吗

拆线后可以适当做睁眼闭眼的锻炼，或者眼球上下、左右、顺时针和逆时针转动，有助于术后的恢复，但注意不能过度。1个月内勿用力揉眼。不要长时间紧盯电脑或者手机，这样眼睛疲劳充血不利于消肿。

85 眼部手术后需要卧床休息吗

刚刚手术完建议卧床休息，以半卧位高枕为宜，可减少水肿。待拆线后则要保持正常的作息，不需要刻意卧床休息。如卧床休息时，最好可以半卧位（把枕头垫高）以免头部位置过低而加重伤口肿胀。同时适当的走动可以加快血液循环帮助消肿。

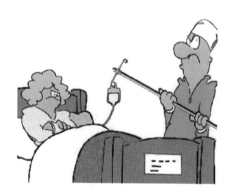

86 眼部手术后如何进行随访

术后良好的随访可以帮助医生及时发现问题、解决问题。留好手术医院的联系方式，于术后的1个月、3个月、半年、

1年到手术医院就诊。随访时带好历次的就诊记录，以便医生进行正确的术后指导。由于通讯方便，可以利用微博、微信等方式来传输照片，与手术医生进行沟通。

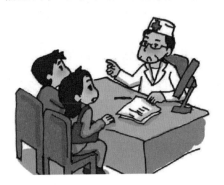

87 眼部手术后需要服用止痛药吗

眼部手术当日伤口可能会有些疼痛，但随着术后时间的推移会逐渐减轻。患者不要急于使用止痛药物，尤其是阿司匹林类药物会加重伤口出血。有些疼痛是由于眼部肿胀引起的胀痛，这个时候建议使用冰袋冷敷，不但可以有效缓解疼痛，而且更可以减轻肿胀、减少淤血，促进患者的心情平复，减轻心理压力。

88 眼部手术后多久可戴隐形眼镜

在刚刚做完眼部手术后，由于眼部血液循环增加，使眼皮处于水肿状态，此时非常不适合佩戴隐形眼镜。而且在术后1周内，手术的创口没有愈合，也非常容易引起感染，这时尤其要注意眼部卫生，更不能佩戴隐形眼镜。建议这段时间佩戴框架眼镜。戴隐形眼镜的人应按照医嘱，手术1个月后可以逐渐开始佩戴隐形眼镜。同时，这段时间内不要用眼过度，注意休息及用眼卫生，防止眼部伤口感染。

第五章

眼部整形其他问题

89 内眼角包裹叫做内眦赘皮吗？怎样鉴别

通俗地来讲，内眦赘皮是内眼角的皮肤遮盖了泪阜（内眼角处的一坨小红肉）。在医学上，外观呈现尖端指向内下方的尖形称为上睑型内眦赘皮；外观上内眦角呈现尖端指向内上方的尖形称为下睑型内眦赘皮；而外观上内眦角呈现弧形的称为上下睑型内眦赘皮。当内眼角的皮肤遮盖了泪阜小于1/3时为轻度,遮盖了1/2时为中度,当大于2/3时为重度。其实,内眦赘皮很常见，一般不影响视力，但如果影响了面容美观的话，可以咨询整形医生，做一些小小的调整。

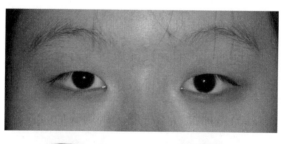

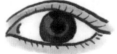
正常

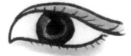
内眦赘皮

⑨⓪ 什么样的情况适合开内眼角

开内眼角是内眦成形术的俗称。通过手术的方式对内侧眼角进行矫正放大以去除内眦赘皮、延长眼裂水平长度、达到放大眼睛的效果。开内眼角最早应用在矫正小眼症，而目前随着美容医学的发展和爱美者的要求越来越高，开内眼角也用于较多追求大眼睛的正常人群。由于亚洲人种有60%左右都伴有内眦赘皮，所以绝大多数求美者可以在做双眼皮的同时开内眼角。即便有些没有内眦赘皮的人，开大内眼角后也会有拉长眼睛的效果，增加美感，这可能也是很多人感慨现在开双眼皮的技术越来越好的原因之一。

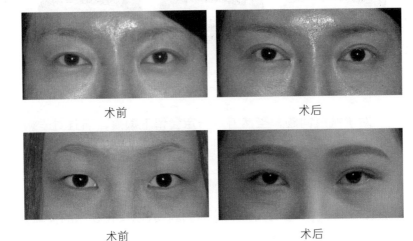

术前　　　　　　　　　　术后

术前　　　　　　　　　　术后

内眦赘皮及双眼皮手术前后对比

93

⑨① 开内眼角是不是更好看，瘢痕会很明显吗

开内眼角主要为了解决"内眦赘皮"。随着医学的发展，越来越多的美容医生发现，仅仅做好双眼皮并不能取得最好的疗效，总是存在缺憾。因为内眦赘皮使眼睛显得更小、更短，而两眼之间的距离也因此变得比较远。对于鼻梁较塌的东方人来说，非常呆板，也没有立体感。而如果同时打开内眼角后，则会圆满解决这些问题，取得"惊为天人"的良好效果。因此，对于伴随内眦赘皮的求美者，医生都会建议同时开大内眼角。

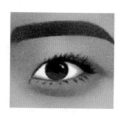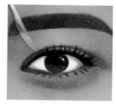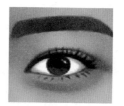

开内眼角示意图

对于瘢痕问题，虽然刀口一定会留下瘢痕，而且对于瘢痕体质的人可能会稍微明显一些。但是，由于眼睑皮肤比较薄，瘢痕反应弱，加之采用美容外科减少瘢痕的缝合技巧，瘢痕都会比较轻。手术后利用抑制瘢痕的药物，以及化妆品的掩盖，可以很好地解决这个问题。

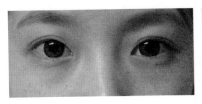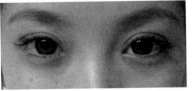

术前　　　　　　　　　　　术后

92 开外眼角手术适合哪些人

　　开外眼角手术跟开内眼角不同，后者是打开内眦，显露被遮盖的结构，而开外眼角是改变外眦处的眼角连接，以扩大眼睛横径。因此，开外眼角适合眼睛过小者，或者眼尾过于上翘，给人很凶狠印象者。另外，也可以结合双眼皮手术改善轻微的上睑下垂状况。因为每个人眼睛状况的不同，在实施开外眦手术时选择的方式也不同。通常开外眼角手术后便能感觉到眼睛直径变长，疏导眼尾部分上翘，眼尾高度下降，起到一定的美容效果。

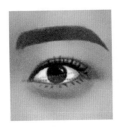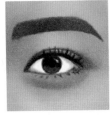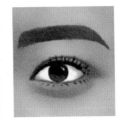

开外眼角示意图

93 开眼角会不会形成瘢痕

　　眼睛作为"心灵的窗户"，求美者在考虑眼睛变大变美的同时，也担心会留下瘢痕。那么，开眼角究竟会不会留下难看的瘢痕呢？实际上，任何的手术操作都会形成瘢痕，开眼角也不能避免。眼睛周围的皮肤非常薄，在开过眼角之后，3个月内会出现切口瘢痕。但一般来说，随着术后时间的延长，以及采取一些医疗措施，瘢痕会越来越淡；3~6个月后瘢痕会慢慢变软，乃至消退，或仅留下一条浅浅的灰白线。

　　开内眼角手术的部分切口可以隐藏在重睑线内和眼睑边缘，这部分瘢痕非常隐蔽，一般不需要担心。但有部分切口是暴露在内眼角处的，这个瘢痕在术后的早期是能够看到的。

　　开外眼角手术范围很小，术后遗留的瘢痕一般比较少见。一般来说，正常人群中，皮肤薄、肤色越白越细腻的人，形成可见瘢痕的概率越小。

　　值得注意的是，想要避免术后留瘢痕，在开眼角手术之前一定要确定自己不是瘢痕体质，术后严格遵守医嘱。

94 同时开大内外眼角是否可以使眼睛更大更长

怎样可以使眼睛变大是很多爱美女性的追求，其实对于双眼皮的人来说，使眼睛变大的方法主要就是开眼角。开眼角包括开内眼角和开外眼角，究竟该如何选择呢？是该开内眼角，还是应该开外眼角？如果内外眼角一起开的话，眼睛会不会变得更大呢？这就要了解两者的区别。

开内眼角 通常所说的开眼角一般都是指开内眼角手术。其实开内眼角并不是真正的打开内眼角，只是把挡在内眼角前面的内眦赘皮打开，露出里边的眼角结构。它主要是缩小两眼间距，改善面容；改善双眼皮起点和内侧的形态，美化双眼皮；增加眼睛横向跨度(眼睛的长度)，显得眼睛更长；配合双眼皮还可以使眼睛更大，增大视野、改善视角。有不止一位求美者术后甚至表示"看得比术前更宽了"。

开外眼角 开外眼角的手术则完全不同，是真正打开外侧眼角，此处是一个特殊而重要的生理结构。原则上说，开外眼角手术会破坏外眼角的特殊结构，且很难复原，是真正拉长眼角，显得眼睛更长。但是，开外眼角手术后效果多不满意。具体原因有以下几点：①眼睛是能变大，但这部分没有睑缘的立体结构，没有睫毛，看起来不太自然。②由于受到眼眶骨的限制，开大效果并不明显。③结膜薄不易操作，有可能回缩和粘连。④有可能出现结膜外翻。

因此，同时开大内外眼角并不一定能够达到使眼睛变大变长的最佳效果，需要根据每个人不同的情况，与专业医生充分沟通后再做决定。

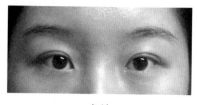

术前

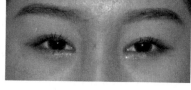

术后

95 眼窝凹陷怎么办

眼睛是最能体现一个人年龄的地方，尤其是对于女性来说，由于年龄的不断增长，眼睛周围皮肤会变得干燥、缺乏水分，同时出现凹陷或皱纹，这些都与眼部周围的自体脂肪在慢慢吸收有关；也有部分人之前做过双眼皮手术，追求"欧式双眼皮"，去脂过度，导致眼窝深陷；还有部分人经常熬夜、用眼过度等也会出现眼窝凹陷，使得整个人显得苍老。

当出现了眼窝凹陷的时候，通常我们会选择自体脂肪填充的方式，将其他部位的脂肪抽吸出来，移植到眼窝，使得凹陷的眼窝重新丰满起来。一般来说，脂肪移植需要少量、多次操作，以达到满意效果。

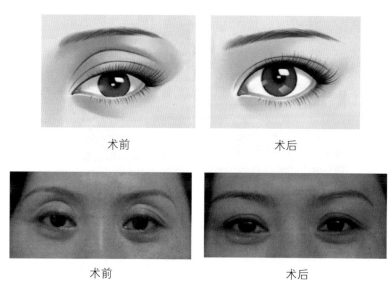

术前　　　　　　　　术后

术前　　　　　　　　术后

96 眼角的皱纹有办法解决吗

时光是无情的，而皮肤就像是岁月的年轮，记录了衰老的轨迹。在人眼角和鬓角之间出现的皱纹，其纹路与鱼尾巴上的纹路很相似，故被形象地称为"鱼尾纹"，它是人体衰老的表现之一。通常发生在30岁以上的人群，中老年女性更为明显。它的形成原因除了皮肤本身衰老之外，也与眼部肌肉的过度收缩、光老化等有关。

目前，肉毒素除皱是比较可靠的注射除皱整形方法。肉毒素之所以能除皱，就是利用它可以阻断运动神经和肌肉之间信息传导，使肌肉松弛来达到舒展皱纹的效果，适用于动力性皱纹。除此之外，也可以通过一些激光及拉皮手术进行除皱。

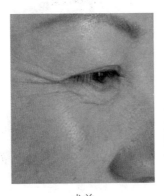 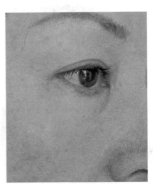

术前　　　　　　　　　　　术后

97 眼周脂肪粒是什么

眼周脂肪粒看起来像白色小疙瘩，约针头大小，堆积在脸上及眼部周围，尤其是女性的眼周。其实脂肪粒是美容上的一个俗称，从医学角度讲，脂肪粒应该分为粟丘疹和汗管瘤等。粟丘疹呈乳白色或黄色，针头至米粒大的坚实丘疹，顶尖圆，上覆以极薄表皮。起因多由于皮肤上有微小伤口，在皮肤自行修补的过程中，生成的一个个白色小囊肿。而汗管瘤与内分泌有关系，好发于眼睑（尤其是下眼睑）及额部皮肤，皮损为粟粒大小，多发性，肤色淡褐色丘疹，稍稍高出皮肤表面。脂肪粒也有可能是痤疮粉刺或由于皮脂被角质覆盖，不能正常排至表皮从而堆积，在皮肤内形成的白色颗粒。出现脂肪粒不要惊慌，一定要注意眼周的卫生，做好清洁工作，少食油腻食物，采用激光等方法可以达到很好的治疗效果。

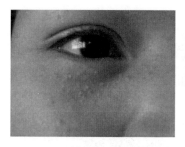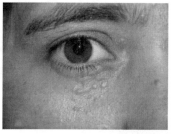

98 眼皮周围长的黑痣或肿物可以切除吗？会不会影响眼睛视力

如果眼皮周围长了肿物一定要引起足够的重视，最好去医院面诊。首先，眼皮周围肿物影响面部美观；其次，要警惕一些不好的病症。眼睛周围皮肤很薄，在眼部肌肉带动下呈现出丰富的表情，因此对眼皮周围肿物的治疗有较高的技术要求。

眼皮肿物有各种各样的类型，80％是良性的，如常见的黑痣、睑黄瘤、囊肿等；也有20%的恶性肿瘤，如基底细胞癌、睑板腺癌、恶性黑色素瘤等。发现眼皮周围肿物，我们需要知道肿物的位置、大小等情况，了解肿物的性质。一般来讲，良性肿物可以相对保守一些，在怀疑恶性肿瘤的情况下需要做手术切除。在此需要注意的是，眼睑癌中较常见的便是基底细胞癌，好发于40岁以上的人群，尤与"痣"难以鉴别。对良性肿物，如果手术切除后瘢痕不影响眼部正常功能时建议行手术切除。

眼睑肿物切除，需要将肿物连同部分正常组织一并切除，基本不会波及眼球的正常结构。除一些特殊位置的肿物在切除后会影响眼睑闭合外，一般不影响视力。

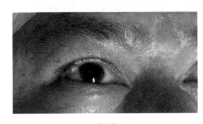 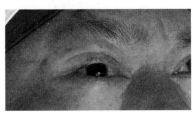

　　术前　　　　　　　　　　　　　　术后

❾❾ 眼皮上长的黄色一片东西是什么？怎么治疗

当眼皮上出现黄色一片的东西时，那么你可能是得了睑黄瘤。它的典型皮损为稍高出皮肤的扁平黄色斑块，初起如米粒大小，与正常皮肤截然分开，边界不规则，无自觉症状。好发于上眼睑内眦处，常对称分布。它是由于脂蛋白沉淀于眼睑部位形成的，常发生在脂蛋白代谢障碍或含量增高或结构异常时。患者以中年女性多见，多伴有高脂蛋白血症或高胆固醇血症。

当出现睑黄瘤时，需要去医院检查有无高脂血症。伴发高脂血症者应给予低脂、低胆固醇、低糖饮食，同时服用降脂药物。如果皮损较小，可做电灼、冷冻、激光或者外科手术治疗。

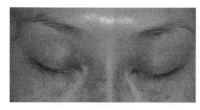 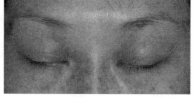

术前　　　　　　　　　　　　术后

图书在版编目(CIP)数据

眼部整形必须知道的99个问题/刘天一主编. —上海：复旦大学出版社，
2017.3(2019.7重印)
(整形美容科普系列丛书)
ISBN 978-7-309-12828-4

Ⅰ. 眼… Ⅱ. 刘… Ⅲ. 眼外科手术-整形外科学-普及读物 Ⅳ. R779.6-49

中国版本图书馆 CIP 数据核字(2017)第 029350 号

眼部整形必须知道的 99 个问题
刘天一 主编
责任编辑/宫建平

复旦大学出版社有限公司出版发行
上海市国权路 579 号 邮编：200433
网址：fupnet@ fudanpress. com http://www. fudanpress. com
门市零售：86-21-65642857 团体订购：86-21-65118853
外埠邮购：86-21-65109143 出版部电话：86-21-65642845
常熟市华顺印刷有限公司

开本 890×1240 1/32 印张 4 字数 64 千
2019 年 7 月第 1 版第 3 次印刷

ISBN 978-7-309-12828-4/R・1589
定价：28.00 元